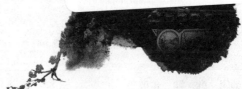

曾培杰　丁润雅　著

小郎中跟师日记 ②

草药传奇·上

中国科学技术出版社
·北 京·

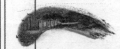

图书在版编目（CIP）数据

小郎中跟师日记. ②, 草药传奇. 上 / 曾培杰，丁润雅著. —— 北京 : 中国科学技术出版社, 2021.9

ISBN 978-7-5046-9056-2

Ⅰ. ①小… Ⅱ. ①曾… ②丁… Ⅲ. ①中医学 Ⅳ. ① R2

中国版本图书馆 CIP 数据核字 (2021) 第 093110 号

策划编辑	韩　翔　焦健姿
责任编辑	王久红
装帧设计	佳木水轩
责任印制	李晓霖

出　　版	中国科学技术出版社
发　　行	中国科学技术出版社有限公司发行部
地　　址	北京市海淀区中关村南大街 16 号
邮　　编	100081
发行电话	010-62173865
传　　真	010-62179148
网　　址	http://www.cspbooks.com.cn

开　　本	850mm×1168mm　1/32
字　　数	180 千字
印　　张	8
版　　次	2021 年 9 月第 1 版
印　　次	2021 年 9 月第 1 次印刷
印　　刷	天津翔远印刷有限公司
书　　号	ISBN 978-7-5046-9056-2 / R·2709
定　　价	30.00 元

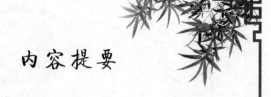

内容提要

  中医药源于民间，中医药的学习也在民间。大自然赐予我们丰富的中草药资源，需要我们不断去发现、发掘。本书以作者真实的跟诊经历为基础，以随笔日记的形式，记录了每日上午跟师学习草药，分享草药临床运用，下午耕地种田的点点滴滴，以及随恩师义诊、义讲，传播正确的养生观念，传授中医健身功法，普及中医药知识的经历。

  正如曾师所说，满院青草全是宝。对于中草药的宣传，我们现在所做的远远不够，仍然任重道远。中医药知识的普及需要广大中医学子共同努力，中医药的神奇更有待我们共同传承与发扬！

  本书故事构思精巧，语言浅显易懂，摒弃了以往中医书籍的种种文辞奥古、佶屈聱牙，力求用浅显易懂的表达方式达到宣传和教授中医药知识的目的。相较于传统中医教材，本书的适读性更优，同时还介绍了许多草药的性味、形状、功效、应用，适合广大中医药爱好者阅读和参考，亦可作为相关院校中医药学生加深理论理解及中草药应用的参考读物。

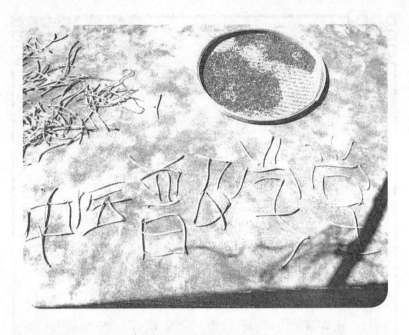

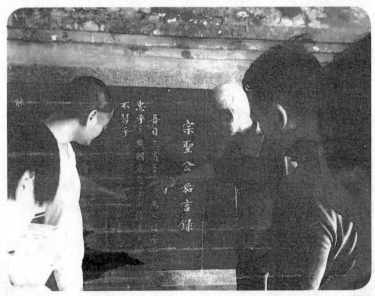

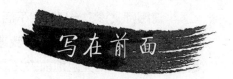

写在前面

生活不只是眼前的苟且，还有梦想和远方。

从事临床护理工作，将近十年的时间，每日在病房奔波于患者之间。直到有一天，我自己的身体出现了疾病，做完手术后，躺在病床上，我不断地问自己：润雅，这是你想要的生活吗？这就是你想要的生活吗？

我自己知道：不是，这不是我想要的生活！可我发现自己的回答苍白又无力。

值得庆幸的是，医院为了照顾我，把我分配到了相对轻松的理疗科，让我见识到了针灸治病的威力。

我在网络上找了一位针灸老师，在得到答复后，我毅然辞职，只身一人前往山东安丘。在这位针灸老师的诊所里学习了一年，可我仍不敢往患者身上扎针，技不精，不敢医人。

但在这一年的时间里，有幸阅读了《小郎中学医记》和《任之堂跟诊日记》这两套书，我特别敬佩余浩老师为传承中医所做的努力，更让我读懂了中医文化的伟大与神奇。因此，我对中草药产生了浓厚的兴趣，并暗自下定决心，要找到作者，跟随他学习中草药。

于是我便擅自来到五经富寻师，在我多次请求之后，曾师终于肯让我留下来生活、学习。

半日跟师义诊，半日下田干活。

在跟师义诊抄方过程中，我感受到了曾师心怀天下的大爱。看到曾师风雨无阻地前去义诊；看到曾师为了普及中医，义诊后仍然笔耕不辍；看到了很多患者康复后特地前来答谢曾师。

下田干活的时候，我被蚊子咬得乱蹦乱跳，看着小腿上被蚊子咬得密密麻麻的包，我会心疼自己；被蚂蚁咬到脖子，晚上疼得睡不着觉；被茅根扎到脚掌，没及时处理伤口而化脓……

小美说："一切都是最美好的安排。"

在这里，每日的点点滴滴，都将是我最美好的回忆！

感恩我的父母帮我照顾五岁的女儿，让我没有后顾之忧。

感恩爱人的支持、鼓励，让我安心学习。

感恩曾师对我的考验与教导，让我不断努力。

感恩陈老师为我的跟师日记所付出的时间与精力，让我知道每本书的背后，都有一批默默无闻的中医人。

感恩老师和孩子们，让我的生命更加丰满……

感恩所有的人、所有的事，感恩遇见！

丁润雅

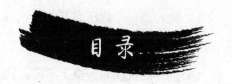

目录

壹

叁

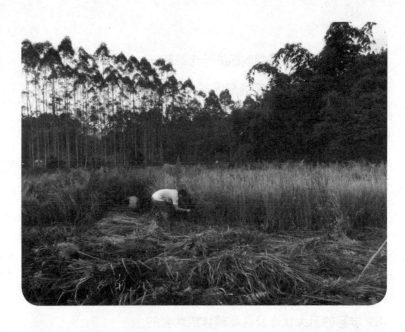

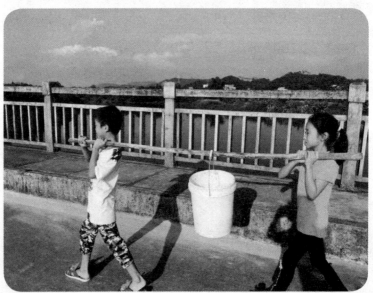

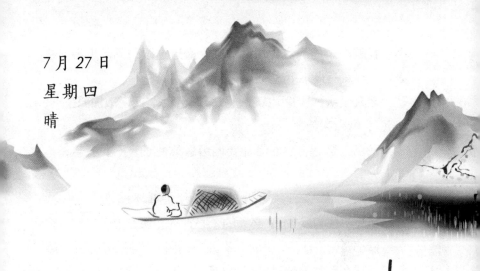

7月27日
星期四
晴

1.
口苦，咽干，胃不适

　　孩子们走了，少了孩子们的欢歌笑语及练功时的气势磅礴之音，珍仔围祠堂恢复了以往的宁静，不仅我感到不习惯，连附近的村民都有些不习惯了。

　　老师的朋友带着两个孩子，特地从深圳赶来这里，除了调身体和看病，还想让他的孩子学一招半式的功夫，回去强身健体。这两个男孩子白白净净、高高大大，但给人的感觉就是缺乏阳刚之气。

　　老师见后毫不吝啬地教两个孩子练拇指桩，并认真指导动作、教授要领。希望他们学会拇指桩，会有所帮助。

　　一位老人边踢金刚腿边说："小妹，你的老师太厉害了，我吃完他开的药后，口苦、咽干就好了。"

我脑海里马上启动搜索模式，最近这段时间，患者实在太多，我真有点想不起来了。

老人见状，从兜里掏出一张纸递给我，"四逆散加蒲公英、连翘"，就六味药。

我马上忆起，当时老师要他磨磨急性子，不要着急，不要上火。

我问："有没有遵守医生的医嘱啊？遇事不怒。"

老人不住点头说："必须的，必须的。现在上了年纪，很多事情都要看开放下，儿孙自有儿孙福啊，想明白心里就平静多了。现在有时间就过来和你们踢踢腿，和其他老人下下棋，感觉身体前所未有的轻松。"

我听后，笑着点头说："光练功下棋还不行，还要到田里赤脚接接地气，种一些自己喜欢吃的蔬菜，劳逸结合。"

老人说："会的，过几天就要挖地瓜了，到时送些给你们……"

一位中年男子，高高大大，等老师差不多看完患者了，他才凑过来说："医生，你给我开些泻药吧，这段时间大便干结，老觉得胃胀，睡不好，心也挺烦的。"

老师把了把他的脉后说："平时是不是喜欢吃大鱼大肉？"

患者点点头说："是的，是的。大口喝酒，大口吃肉，人活得才畅快，最近亲戚、朋友有喜事，天天凑在一起吃喝……"

老师又问："平时还常感觉乏力吧？"

患者又点点头说："做什么事都打不起精神，有时感觉解小便都没力气。医生，我这是不是肾虚呀？"

老师说："还不至于肾虚，是你吃下去的食物脾胃运化不了，导致失眠、心烦不适等一系列症状。以后晚上饮食要清淡，最好吃七分饱，脾胃不堵塞，精神状态自然就会好。"

于是开了处方给他：四逆散加火麻仁、杏仁、郁李仁、柏子仁、黄芪、威灵仙、陈皮、炒麦芽。

《神农本草经》曰：火麻仁补中益气，久服肥健，通肠腑，润六腑之涩坚。

杏仁降肺气，柏子仁养心神。上越的火气归入大肠，心肝压力缓解。

郁李仁，走肺与大肠，辛能开结气，理肝气散郁气，通降气体。

四仁一配，腑清肠畅，符合了若要长生，肠中常清；若要不死，肠中无滓。

陈皮、炒麦芽，健脾胃运化。

黄芪补气，威灵仙宣通十二经脉。

排肠毒，让脏腑清洁，降浊阴可让清气充满，就像公路上行驶的车子，各归其道，畅通无阻，何来病痛呢？

上午，忙中偷闲，去市场上买了应季的龙眼，食其时，百骸理。

下午，我和小美在姜地里拔草，本想用手拔草，可没拔多久，手指火辣辣得疼，只得借助锄头。

拔草练指感、指劲，只能循序渐进。

老师过来，拾起我们拔掉的草，挑出白花蛇舌草、牛筋草、杨梅草、三棱草，说明天早上义诊，在处方里配上这些药，效果会更好。

"满园青草都是药，"老师感慨地说，"在别人眼里是草，但在我眼里，这些青草都是宝呀！"然后老师又顿了顿，说：

"阴干的草药比在太阳下暴晒干的草药效果更好，药性更强。"

我回应道："是啊，治病效果好的药肯定是当地应季的新鲜草药。这些平淡的草药，被老师用到极致，就成了神奇之草。"

老师在河边环岛处的龙江亭用石头砌了一张临时诊台，坐的凳子也是石头砌的。明天我们将在此处义诊。

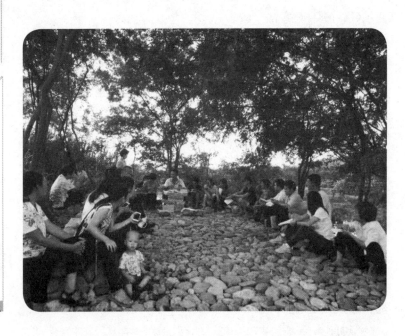

7月 28 日
星期五
晴

2.
钱是次要的，快乐健康才重要

中医在民间，满地青草皆是药。

早上6点55分，我赶到河边龙江亭，老师周围已经聚集了不少人。

我拨开人群，挤了进去，只见老师手里拿着一兜牛筋草说，我们当地随处可以看到这种草，但有谁知道它还能治疗疾病？

大家看着这些牛筋草，都摇了摇头……

老师指着这些草说，此草的茎，坚韧无比，一般人很难拉断。

有人听后不相信，接过草，用力拉扯，没有断，接着又用牙齿使劲咬，才勉强咬断。

众人见了，都哈哈大笑。

接着，老师又讲道，这草性凉能清热，味甘可淡渗利湿。

我放在嘴里嚼了嚼，还真有一丝甘甜。

我想，甘生脾，脾喜燥恶湿，运化水饮，所以牛筋草可以淡渗利湿，治疗水肿、黄疸、痢疾等疾病……

我急忙把思路拉回来，听老师接着讲。其性凉清热，故而对血热引起的流鼻血、吐血、内热烦躁也有效果；其茎坚韧，还可用于散瘀止血、跌打损伤。

现代医学研究证明，牛筋草还可用于治疗癌瘤，对流行性乙型脑炎病毒有抑制作用。

还有老人患有风湿性关节炎，可以用一大把新鲜的牛筋草加当归、威灵仙，煎水，祛风除湿。

老师看了看时间，结束了讲解，大家都觉得意犹未尽。

有一位老人乐哈哈地向我们报喜，说自己牙齿不痛了，现在吃嘛嘛香。

牙痛的人都深刻体会过，"牙痛不是病，痛起来真要命"。

因此，对于牙痛的人来说，吃嘛嘛香，是一件多么幸福的事情。

我接过处方，是四逆散加牙痛三药（骨碎补、地骨皮、白芷），另外还加了熟地黄、枸杞子。

柴胡、枳壳调其气机的升降；芍药、甘草汤柔肝缓急；熟地黄、枸杞子，补益精血；地骨皮有退热除蒸之效；骨碎补，骨头碎了都能补，肾主骨，藏精髓。

白芷善于治疗阳明经诸痛，除了治疗牙痛，还可以治疗头痛、妇人痛经、带下湿热。单味白芷磨粉，调敷在面部，可以达到美容的效果；磨粉蜜炼为丸，对妇人月经不调，又头痛剧烈者极佳。

地骨皮、骨碎补、白芷三味连用，对各类牙痛都有去痛之效。

九味药治疗肾虚牙痛，足以说明药若对证一碗汤，更不可思议的是，老人的腰痛也治好了。

这就是中医用药的神奇之处。

义诊开始不久，有一位阿姨背着肩袋，摇着扇子过来，一看到老师诊台上的草药，就打开了话匣子。

"医生，我可找到你了，打听了很多人，问那个看病不收钱的医生在哪里？终于找到了。"

阿姨指了指诊台上的鬼针草说："我种地瓜的时候，不小心划伤了脚后跟，没有及时处理，结果伤口局部发炎了。于是到田边拔了一把鬼针草捣烂后，用淘米水调敷在局部，第二天伤口就消肿愈合了。"

我心里直呼神奇，同时，没想到阿姨居然会用鬼针草和淘米水治疗发炎肿胀的伤口。

鬼针草性微寒，味微苦，归肝、肺、大肠经，开的花有黄色的和白色的，种子是带刺的，生长旺盛，繁殖能力强，只要有一株鬼针草，附近就会有成片的鬼针草。

带刺的植物有消肿的作用，具有消痈解毒、散瘀活血的功效。所以，结合阿姨的自治伤口经历，不难理解鬼针草为何能消肿消炎了。

阿姨接着又说："金不换捣烂加红糖能治疗甲沟炎；单味猫须草可以治疗前列腺炎、血尿酸高，还可以排石……"

我不停地拿笔记录着，老师也对她竖起大拇指，说："咱们民间常用的有效偏方很多，能够流传下来，为我们所知所用

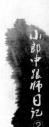

的，必有其独特的功效。"

不单是医者在普及传承中医，百姓也在传承中医，而这也是我们坚持义诊的原因。

《大医精诚》有云："凡大医治病，必当安神定志，无欲无求，先发大慈恻隐之心，誓愿普救含灵之苦……"

老师再忙再累，也会安排时间为患者看病，不求回报，风雨无阻。

如果多有几个像老师一样的医生，一定是天下苍生的福音。

有人问阿姨的年龄。

阿姨说，已经 83 岁了。

我听后呆住了，瞧她心态与精神，还以为只有 60 岁。

阿姨还告诉我们，凤尾草加蜂蜜，可以治疗拉肚子；枸杞子、龙眼肉、黄芪、大枣、党参泡水喝，可治疗心慌、心悸、自汗，且效果立竿见影；金花草加 12 根白茅根，能消炎利尿，治疗前列腺炎与前列腺增生……

考虑到还有其他患者看病，老师又言归正传，问阿姨哪里不舒服。

阿姨说："脑供血不足，脚无力，出汗。"

于是，老师用四逆散加心肌六药（黄芪、党参、当归、川芎、麦冬、五味子）、枸杞子、杜仲，另外加白芍 5 克也可。

因其心态乐观、开朗，白芍无须用 10 克。

此外，老师让她去买一些中成药，比如黄芪口服液和生脉饮。

我看她远去的背影，听她对另一位老人说，"钱是次要的，快乐健康才重要"，然后心中自然明了，原来好的心态对老人来说这么重要。

义诊结束，一条大鱼跃出水面，河面上泛起阵阵涟漪，随着阳光晕开，金光闪闪。愿中医知识能像河面上的光晕广为传播。

下午到农场时，老师已经在挖土了，说是给我们经常走的田埂加宽，方便自行车通过，还把田沟加深了，以方便排水。下雨后，菜根不会因雨水浸泡而腐烂。人体也一样，如果三焦利水功能不好，多余的浊水滞留在体内，就会产生各种问题。

我和小美则找了个阴凉处，一起把生姜地里未拔完的杂草拔掉。

胡老师和金宝把整个淮山药地里的杂草全部锄完了，埋在田里做肥料。

在我们热火朝天做农活时，市里来了四位同志找老师看病。

老师在天绿香地里拔了一株野杨桃递到一位女同志手中，说："这药根和红糖一起服用可以治疗你的咽炎。"

她听后大吃一惊，说："你怎么知道我咽喉不舒服？"

老师听后笑笑，殊不知"望而知之谓之神，闻而知之谓之圣，问而知之谓之工，切而知之谓之巧"。

老师在她开口说话的时候，就已经听出她声音有异。

老师把这四位同志请到竹林里，至于谈了什么，我也不知道，只看到有位同志手提鞋子，赤脚走回去了。

夕阳西下，百鸟归巢，我们一行人也准备归家。

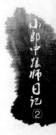

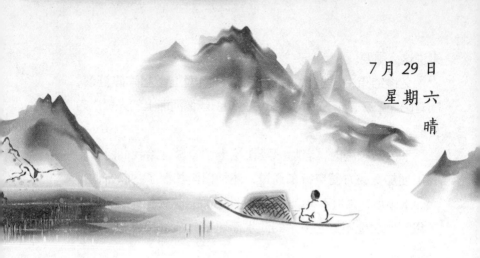

3.

每日一学·草药，开讲了

早上6点，我骑着自行车，迎着徐徐微风来到龙江亭。

老师已经坐在石凳上等待我们的到来了。

今天要学习的草药是一点红，又称叶下红。

老师手里拿着一株刚出土的新鲜一点红，开始给我们讲解。

现在是一点红开花的季节，紫红色的花朵，不全开放；茎直立，枝条柔软，呈绿色；卵形的叶片边缘有细齿，喜欢生长在路边、田埂。

老师说完，撕下一片叶子放在嘴里尝了尝，又把剩余的叶子拿在手里揉碎，然后放在鼻子下闻了闻说："味道有点苦，淡淡的青草香。苦入心，说明有清热利水、凉血解毒的功效。"

我们学草药都是从四性（寒热温平）、五味（甘酸苦辛咸）入手。

我们下到地里干活，经常会出现不小心被镰刀割伤、被白茅草划伤的事情。

如果我们用创可贴覆盖伤口，特别是在夏天，皮肤很容易发炎肿胀，伤口愈合也会很慢。但揉碎一点红敷在伤口上，再用茅草根代替绷带缠好，立马止血止痛，伤口愈合也很快。

两天前有个孩子干活时，不小心被胡蜂在耳朵上蜇了一口，肿得像猪八戒的耳朵。用一点红捣烂后敷上，耳朵立马清凉，红、肿、痛也慢慢缓解了，第二天耳朵基本就好了。

说明一点红清热止血解毒的功效显著。

只要会用，新鲜草药的治病效果更显著、更快捷。

老师顿了顿，继续说，妇人最易患乳痈方面的疾病，但农村有些妇人不好意思找医生看病。

对于乳痈初起，用一把新鲜的一点红加红糖捣烂，加热后敷在乳房患处，敷2～3次就能愈合。

无名肿毒、口疮、指疔用上面的方法，效果也一样。痈肿能消，肿瘤包块是否也能达到此效果？

我想，单味药功效弱些，若配上其他草药，也未必不可能。要不然怎么说，满地青草皆是宝呢？

肺热咳血有效，流鼻血也有效。对于那种突发性血热上逆的流鼻血，用一点红加白茅根煮水，喝下去之后，鼻血立马就可以止住。而对于那种反复的流鼻血，就需要辨证论治了。

现在是夏天，天气热，很多人久坐不愿意运动，或者忙着干活忘记喝水，导致小便发黄、尿道灼热、尿路感染，用一点红配上车前草就有效。

上次，辉叔在田里干完活后回家，发现解小便刺痛，尿黄。

老师给他弄了一大把一点红和车前草。

他当时呆住了，说："要那么多吗？"

老师说："欲起千斤之石，必需千斤之力。你用这些草药不算多。"

结果辉叔把草药洗干净拿回家煮水喝了后，小便清凉，不再刺痛了。

这比在医院输几天消炎药，把这些炎症压下去快很多。

最后，老师接着说，一点红还有治疗跌打损伤的功效。

花是紫红色的，叶子背面也是红色的，说明入血分，可以通经络堵塞。

不过还要加上酒，因为酒乃周身上下的药引。

《药性赋》有载，酒有行药破结之用，可以活血。一点红捣烂加酒温服，可达到血活、毒走、舒经通络、痛止瘀消的功效。

我们听得津津有味，每日学习一味草药，集腋成裘，将来用这些草药治病救人，也是功德无量。

今天有患者从潮州开车来找老师调养身体。

其中有一位是颈椎不舒服、失眠头痛，做什么事情都打不起精神。

老师给他把完脉后，让我开处方：四逆散（柴胡、白芍、枳壳、炙甘草）加颈三药（葛根、丹参、川芎）、黄芪、党参。

然后，在一堆草中找了一把三棱草拿给他，让他熬药时，将三棱草分三次加入三剂药中。

因为此人的颈椎病是由中气不足引起的，所以加了黄芪、党参。

葛根可以把脾胃内的清阳上升到头颈部。

丹参活血补血，还可祛瘀血。

川芎不单能升，还能降，具有通上彻下之功，非一般药所能达到。

三棱草又称四方草，因其味辛、微温，具有祛风除湿、活血调血之功效，常用于风湿筋骨疼痛、月经不调、闭经、痛经、跌打损伤等治疗。

老师交代他要少思虑，同时记得每天安排一些时间赤脚走路。

有一位患者述自己气不够，晚上睡觉出虚汗，最让他郁闷的是小便有血，到医院里检查，也没有查出实质性的病变。

老师把脉出方，让我开处方：四逆散加心肌六药（黄芪、党参、当归、川芎、麦冬、五味子）。

接着找出两株新鲜的墨旱莲给他，交代他煎药时加入。

黄芪、党参补气，当归补血，麦冬清心。

《药性赋》有载，五味子能"止嗽痰，且滋肾水"。其味酸，可养阴固精，保护肝脏，适合于心悸、盗汗、多梦之人。

墨旱莲揉碎后，汁水是黑色的，可作用于肝肾阴虚或肝火亢盛导致的吐血、便血、尿血。

老师嘱其不要熬夜；不要久坐不动，盯着电视和手机；心里也别总惦记着血尿有几个加号。

另外一位中年男子，满身的肥肉，感觉每走一步，身上的肉都会抖一下。

上次吃了老师开的处方，痛风发作的频率减少了，这次

过来，想调整一下处方。

我接过上次的处方，是柴胡、白芍、枳壳、炙甘草、木香、郁金均为常规剂量，再加陈皮5克，法半夏5克，茯苓10克，丹参30克，土茯苓30克。

老师这次用四逆散加四妙散（黄柏5克，苍术5克，炒薏苡仁40克，川牛膝10克，藿香5克，陈皮、威灵仙各10克，炒麦芽、土茯苓各30克）。5剂药。

老师交代他管住嘴，迈开腿，鸡蛋、牛奶、海鲜之物勿入口，晚上必须吃清粥，并且每餐只吃七分饱。

能够管住自己的人，疾病才能远离他。医生治病用药只能管住一时，最主要还是靠患者的自控力及正确的养生观。

还有一对母子，都患有荨麻疹，皮肤瘙痒难耐。

老师给他们开了四逆散加颈三药（葛根、丹参、川芎）、四妙散（黄柏、苍术、薏苡仁、川牛膝），另外用艾叶、苦参、威灵仙各20克，煎水冲洗荨麻疹。

同时告诉母子俩少用手机，少荤多素，勿贪凉，可以早上跑步出出汗。

因为人体排毒主要有3种途径：出汗、大便、小便。

既然是夏天，就不要怕太阳晒，更不要怕出汗，出汗也是在排毒。

老师接着给潮州来的几位患者讲养生十二字诀：慎风寒，节饮食，惜精神，戒嗔怒。

记住了这十二字，可以让身体少生很多疾病。

我听后，心里默默念了几遍……

下午去农场时，有些变天了，晚上怕是要下雨了。

于是我和胡老师拉着斗车，去环岛处，把收集好的草木灰，运过来给生姜和玉米做肥料。

另外，把那些没有完全烧尽的草木灰聚在一起，再次焚烧。

天气闷热，往火里加杂草、杂枝，我们一直不停淌汗。

也好，这也是排除体内毒素的一种方式。

我倒是挺佩服胡老师，看上去挺瘦小得，但做起事不怕脏、不怕累，也没有多余的话，默默做着手里的活儿，也不焦躁。

这是我要向她学习的地方。

谈到此次在这里学习，家人对她的支持及老师对她的教导，她也是心怀感恩的。

的确，这世上没有理所当然的事情。不管对待任何人、任何事情，心怀感恩才能让自己不断成长。

我们把草木灰运到农场，老师带领我们立马把草木灰施到生姜地、玉米地里作肥料。

一是怕晚上下雨，二是今日事今日毕。这是老师的做事风格。

尽管天色已黑，我们仍享受着劳动带给我们的快乐与充实。

同时，也让我体会到"谁知盘中餐，粒粒皆辛苦"的意义。

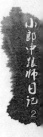

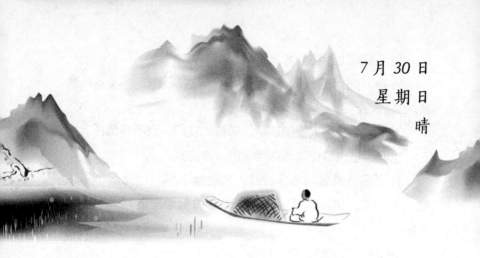

4.
白花蛇舌草治从头到脚的病

早上 6 点，我骑着自行车出发去龙江亭，一股微风迎面而来，顿感心情清爽愉快，沐浴在万丈霞光中，感觉身体暖洋洋的。

我赶到龙江亭，发现大家都在等我。

几个人等我一个人，让我感觉不自在。

是呀，凭什么让大家等我。

老师见人齐后，拿起身边一株刚采过来的白花蛇舌草（这可以看出，大家比我早到的不仅仅是几分钟），说道："我们先来看白花蛇舌草的外形，花是白色的，叶片像蛇吐出来的红信子。而凡是毒蛇经常出没的地方，就有解蛇毒的药。"

我们现在看到的是长在田园、路边的白花蛇舌草。还有一种是长在山里的，一拔出来，根更劲道，气味更芳香，治疗效果更好。

白花蛇舌草味微苦、甘甜，性偏寒。味微苦说明有清热解毒之功，甘甜说明能够利湿通淋。

另外，因甘入脾胃，能够生肌肉，可以治疗痈肿、疮毒。寒则是只要脉象数热，且病证具有水热互结的特点，像疫毒、热毒、郁热等都可用白花蛇舌草治疗。

医者灵活运用白花蛇舌草，可以治疗从头到脚的疾病。

"嗯？一味白花蛇舌草，可以治疗从头到脚的疾病？"

我在心里嘀咕："太厉害了吧！"

老师先讲白花蛇舌草治疗热毒导致的咽喉发炎。

上次，老师带孩子们徒步进山，遇到山里的一个茶农妻子（因为以前在这里义诊过，知道老师是医生）。她跟老师说，喉咙痛到说话、吞咽口水都困难，在卫生所打了几天消炎针，效果也不明显。

老师让她自己到山里采一把白花蛇舌草和一点红煮水喝，还可以加一些蜂蜜，兑着药汤喝下。结果她喝了一次就好了。

待老师带孩子下山时，她说："说话时喉咙没那么痛了。"还送了山里的特产蜂蜜给老师。

老师讲完了咽喉发炎，再讲白花蛇舌草治疗眼睛的方法。

老师道："现代人喜欢熬夜、长时间盯着手机看，对眼睛产生了伤害，导致白睛出血，也就是'兔子眼'。单味桑叶就有治疗效果。"

如果单味桑叶不行，我们可以加上白花蛇舌草、墨旱莲一起煮水喝，这叫"三个臭皮匠，顶个诸葛亮"。

我们听后，笑开了。的确，一味草药，治疗效果不明显

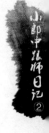

时，可以多加两味。

除了一点红可以止血，白花蛇舌草对于刀割伤，同样有消炎止血的效果。

"鲜"通"仙"，常吃新鲜的瓜果蔬菜，对身体有益无害。

另外，"仙"由人和山组成。

我们依山而居，时间久了，感觉身体内有清灵之气。

我听后，想起"山不在高，有仙则灵"。

这里依山傍水，我们无欲无求，身心清净。生活确实和神仙有得一拼。

对于背部初起的疮痈肿块，我们可以用白花蛇舌草配合两面针、皂角刺。因带刺草药，有开破之效，效果非常明显。

对于急性胃肠炎，我们用白花蛇舌草配上最平和的蒲公英、败酱草，可以把胃肠道的浊热很快地排出体外。

我们也可用白花蛇舌草治疗妇科炎症。

一位妇人，患有阴道炎，在医院用消炎药治疗了半年，导致舌苔白，手脚发凉，气虚。

后来经朋友介绍，找到老师。

老师让她赤脚走路，再用黄芪、党参、枸杞子、白花蛇舌草煮水喝。妇人用药一周后，炎症就消退了。

像急性尿道炎、膀胱炎、前列腺炎，只要是小便黄赤的，我们都可用白花蛇舌草配上薏苡仁、车前子，清热利湿、排小便。

我们可以用白花蛇舌草配上海金沙、鸡内金治疗胆囊炎，帮助肝胆排浊，缓解胀痛……

白花蛇舌草治疗从头到脚的疾病，和病证治疗相关药物配伍，更能够凸显神奇功效。

最后，老师还补充道："新鲜草药煮水，时间不可太久。草药煮久了，叶子就黄了，药效就没有了。"

另外，一把新鲜的白花蛇舌草，捣烂绞汁或水煎服，擦、敷伤口，都可治疗蛇毒咬伤。

老师讲完后，我抬头看到周围又来了一群人，有些中药爱好者也拿着本子和笔，记录着老师讲的知识。

记得刚跟师学习时，老师问我："你知道什么药对人体起效最快吗？"

我说："中药。"

老师摇头说："中药是药铺里抓的药，起效最快的是当地应季的草药。"

我当时无法理解老师这句话的意思。

临床实践出真知。当看到身边的草就能治病时，我理解了老师用草药治病的道理。

大自然赐予我们万物。我们生活在这片天空下，吃五谷杂粮，顺应自然规律，身心舒畅，自然没有疾病。

可放眼现代社会，人们天天鱼肉、熬夜、玩电子类产品，身体早已被耗空。我们除了用好大自然赐予的百草治疗疾病，更应该树立正确的养生观。

正如《黄帝内经》所讲："上古之人，其知道者，法于阴阳，和于术数，食饮有节，起居有常，不妄作劳，故能形与神俱，而尽终其天年，度百岁乃去。"

一个女孩，在她妈妈的陪同下，过来找老师转方。

上次女孩吃了老师开的处方，配合每日的徒步运动，已经瘦了七八斤。这次过来，女孩还想再瘦点。

我拿着老师开的处方，看了看，没有一味是减肥的药，却达到了减肥的效果。

四逆散加黄芪、炒白术、防风、丹参、石菖蒲、威灵仙、苍术、藿香。

心情好，脾胃好，健脾除湿益气，配合运动，不用刻意节食，体重减轻是必然的事情。

老师今天处方：四逆散加脾三药（陈皮、厚朴、苍术）、黄芪、丹参、泽泻、炒薏苡仁、生姜。

仍是先服用3剂药。这些药都很平和，却有疏肝解郁，健脾益气，祛湿利水之效。

老师说："单味生姜可达到减肥的效果，不过要重剂量用。生姜煮水喝，能促进体内多余水分的代谢、毒素的排出。"

卫校毕业时，我的体重到了120斤，圆饼脸，胖到眼睛眯成一条线。

老妹调侃我："姐，你再胖那么一点点，就可以出栏了（把我当成了只知道吃、睡的动物）。"

我也为自己的体重烦恼过。

后来参加工作，初入社会的懵懂、人际关系的处理、工作等压力，让我的体重直线下降。

现在想想，幸好当时有一身的肥肉帮我抗压，要不我会崩溃掉。

所以，胖有胖的好处，瘦有瘦的轻松。

现在每天跟师义诊、下田干活，手臂上练就了紧实的肌肉。活在当下，一切都是最好的安排。拥有一颗积极向上的心态，比什么都重要。

一个男孩，9岁，他妈妈说他有鼻炎，不喜欢运动，脾胃也不太好。问老师有没有办法。

老师说："对于懒惰的人，没有任何的办法；对于勤快的人，多晒太阳、多运动，都可以把脾胃养好。"

少年不吃苦，长大吃泥土。

少年不练功，老了一场空。

老师说这句话的时候，又让我想起那帮孩子们。虽然孩子们年纪不大，但他们已经具备了吃苦耐劳的品质和坚韧的毅力。

苏老师发了视频给我。孩子们回去后，割稻谷、打稻谷、挑稻谷，做事情有板有眼，不比大人差。

中午下雨，孩子们就冒雨抢收稻谷。

当孩子们能够吃苦，懂得珍惜，就已经说明是可造之才，成功只是早晚的事情。

老师很喜欢话不多，勤奋好学，埋头苦干的学生。这种学生骨子里透着一种坚毅，只要时机成熟，可造福一方百姓，愿老师的身边多出现这样的学生。

下午，去到农场时，我把驱蚊子的清凉油也带过去了。我现在不再怕被蚊子咬了，也不需要用清凉油。

倒是金宝，被蚊子咬到活蹦乱跳，很像我初来乍到的样子。

我希望清凉油对她有帮助，就像我刚来时，小美把花露水、驱蚊药拿给我一样。

昨天下午，我们把竹屋前的柴烧了一遍，还有很多柴没有化为灰烬。

老师说，这块地我们要开垦出来种花生。因此，那些没有化为灰烬的柴要搬移此处，另做处理。

小美把柴码齐，我和老师负责搬到离竹屋十米的杂草丛

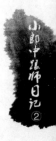

中。我们分工合作，干活不累，剩余的碎枝用斗车装了满满的两车。

刚开始，是我和老师搬到杂草丛中。

后来，是我和小美两人把那些剩余的碎枝用斗车拖去倒掉。

说实话，我昨天才开始学习怎么用斗车，今天就和小美可以配合使用了。

忙完这些碎枝，老师带我们翻整土地。

过两天，天气好的话，我们就可以在土地里撒上花生种子，等待秋天收获花生了。

讲真的，来这里我学会了用锄头，种淮山药、玉米、地瓜、空心菜、天绿香、生姜，还可以种花生。生活真是美妙。

小美这两天咽喉痛，刚开始她没有在意，今天越发严重了。我们给她拨了野杨桃根、白花蛇舌草，希望她快点好起来！

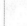

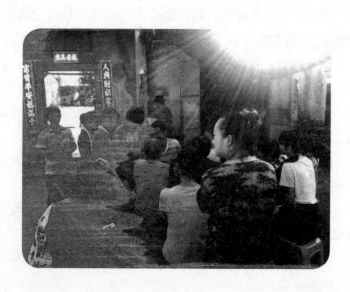

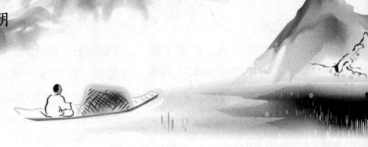

7月31日
星期一
小雨转阴

5.
节节花与梅姨献宝

早上出门的时候，天空下着细雨，我考虑要不要打电话问老师，是否仍去龙江亭义诊。

但一想到老师风雨无阻的作风，我手中多了一把伞。路上我默背着《药性赋》，6点前赶到了龙江亭。雨不大，但能让人感觉到它的存在。

我赶到龙江亭时，已经有患者早早地过来等老师看病。

不多久，老师骑着自行车到了。老师见患者已到，便先义诊，免得讲草药，让患者等太久。

一位阿姨述自己失眠，颈椎难受，腰也疼。老师把完脉后说："你这病是由中气不足引起的，晚上别吃得太饱、太油腻，别吃'压气饭'。"

阿姨点点头，说："我感觉乏力、疲劳，晚上不吃肉睡不着觉。"

我抬头看了阿姨一眼，心里笑笑，想："晚上不吃肉就睡不着觉？"

老师听后，也摇了摇头，仍劝道："晚上吃得太饱、太油腻，胃里面太满不易消化，就像车子载货太多爬不动坡一样。胃消化不了食物，心就跟着受累，心累了就会失眠烦躁。"

所以，"胃不和，卧不安"。

阿姨点点头，凡事过犹不及。

老师让我给阿姨开了四逆散加葛根、丹参、川芎、陈皮、炒麦芽、黄芪、党参、杜仲、枸杞子。

老师特地交代阿姨，每天抽出一些时间干活或赤脚走路。

一个青年，吃了老师开的药后，鼻子通畅了，说："现在呼吸的空气都是清新的，感觉特别舒服。"

我在心里说："那当然了。因为鼻塞影响呼吸，所以很难受。而鼻子通畅了，早晨的空气清新，自然感觉浑身都舒畅。"

他问老师是否继续吃药巩固。

老师说："不用了，多晒晒太阳。如果实在想吃药，就去买黄芪口服液喝，益气健脾。"

众人乐开了。老师看完患者后，又开始给我们讲解草药。

莲子草，又称节节花、满天星。草如其名，每一节都会开出一朵小白花。味微苦，性甘平。从它的性味中我们知道莲子草有清热、利尿、解毒的功效，可以治疗咳嗽吐血、痈疽肿痛。

莲子草喜欢生长在湿地边。

古人讲："凉利之药生湿地。"莲子草长在水边，根没腐烂，有清热利水的功效。

有些老人，稍微没有注意防护，就会引起肺热咳嗽，咳痰黄稠。

《病机十九条》讲："诸转反戾，水液浑浊，皆属于热。"

我们可以用一把莲子草捣汁，煮水温服。如果是咳痰黄稠，夹血丝，可配合墨旱莲，效果特别好。

膀胱炎、尿道炎、前列腺炎等急性发作期，尿涩痛、小便黄，可用莲子草兑上蜂蜜。温服后，利于诸热通过小便排出体外。

为什么兑蜂蜜？

因为蜂蜜就像润滑油，可以润通人体的五脏六腑。蜂蜜不仅利于小便的排出，还利于大便的排出。人体主要的排毒途径，除了汗液，就是大、小便。

另外，蜂蜜有解毒功效。如果我们被蜜蜂蜇了或被蚊虫咬了，都可以涂些蜂蜜消肿解毒。不过，蚊虫咬了也涂蜂蜜，成本太大了哈。

我们每天的食物里，会含有微量毒素，积累多了，身体就会出问题。

俗话说，"胱肠不利百病起，胱肠通利百病消"。

我们适当地喝些蜂蜜，通利胱肠，把这些毒素通过大、小便排出体外，可有效地预防疾病。

蜂蜜还可以滋阴，夏天无病常带三分虚。夏天天气热易出汗、易疲劳、易中暑，我们可以用党参磨粉，兑上蜂蜜泡水喝。

滋阴的同时还可以补气，提高我们机体抗中暑、抗疲劳能力，甘甜可口，大人小孩都喜欢，是夏季必备的养生品。

痈疽好发于背部，呈红色凸起状，我们可以用莲子草和仙人掌捣烂敷在患处。

为什么要用仙人掌？

因为仙人掌浑身是刺，有刺的植物有开破的功效。像痈疽的外面有一层膜，仙人掌可以穿透这层膜，将药物的药性带到疮口处，促进痈疽的愈合。

没有仙人掌，可以用皂角刺、两面针代替，效果也是一样。

值得注意的是，我们将草药敷在痈疽周围，需要避开痈疽凸起处，这样有利于毒素的排出。否则，毒素留滞五脏六腑，对身体反而不利。就像火山爆发，不能把火山口堵住。

慢性肠痈，我们可以用莲子草配上肠痈的引经药败酱草，捣烂绞汁后泡酒温服，每日喝上2～3次，连续喝2～3天，效果明显。

败酱草效如其名，能够把肠道中的黏浊物、垃圾统统排出体外。

所以，古人为草药起名也是有其意义所在。

莲子草配上酒治疗某些疾病有快马加鞭之功效。

老师讲完，才发现雨不知在什么时候已经停了。

今天素梅阿姨也过来了，就是3天前背着肩袋，摇着扇子，83岁还不显老，有许多草药宝藏的阿姨。

素梅阿姨对我能记住她的名字颇感意外。她过来告诉我们，吃了老师开的药后，没那么爱出汗，甚至不出汗了。她可以提着菜篮子走上一段路，双腿不会觉得乏力。

这次过来，阿姨想和我们谈谈她知道的中草药功效。

我们为她的无私奉献非常激动。

阿姨说："你们这群年轻人不错，为村民义诊不收钱。"特别对老师的技术及为人品质大加赞赏。

阿姨还给我们补充："刚才听到你们学习莲子草。我有一个偏方，就是用莲子草煲瘦肉，可以治疗女子咳血，配上白花蛇舌草和墨旱莲更管用。"

我想咳血一定跟肺热有关，肺主治节。结合莲子草的性味归经，有这功效也不足为奇。

布荆可以治疗小儿发热。我们随手采上一把新鲜的布荆煮水，可以治疗小儿发热引起的咳喘、气促，起到镇静透热的效果。

另外用布荆做枕头，可以预防小儿惊风。

石榴根煮水后，熏洗脚部，可以治疗脚底水泡。

千日红，可以治疗小儿夜啼……

老师说："我们可以把这些偏方整理出来，集成一本《听老中医说草药》。另外有机会，我还会把领叔、金昌叔请过来，为你们讲解他们治病救人的事迹。"

领叔在五经富镇从事肾病专科几十年了。领叔治疗小孩或老人疝气，药到病除，无须开刀手术。

领叔对肾脏各疾病的研究，这镇上无人能及。

金昌叔正骨技术杠杠的。一些患者的病症，医院说要手术治疗，结果金昌叔运用正骨技术配合祖传中药药酒，治疗效果立竿见影。

两位叔叔的年龄都超过80岁了，为人低调。

特别是金昌叔，85岁还经常骑着小毛驴去泡温泉。五经富还真是个卧虎藏龙的地方。

我们听素梅阿姨分享完草药。

老师又对前来看病的患者按脉开方，不外乎是腰腿不利索、焦虑、失眠等症。

下午，毛毛细雨，我仍赶到了农场。老师和小美她们早已到达了农场。

竹屋前的那块地全部翻过一遍了。

老师说："深耕胜施肥，土地被深翻、暴晒后播种，结出来的果实，特别的甘甜可口。"

是呀，人只有经历过风雨才能成长，骨骼经过太阳的滋养才能强壮。

雨一直在下，老师带我们去不远处的橄榄林里割草。这块地是村民免费送给老师耕种的。

老师准备开垦出来种地胆草、布荆……成为百草园。

湿地及厚厚的杂草、树枝，给我们带来困难。

老师想出一个办法：一个用耙把草掀起，另一个割。这样速度快，人也没那么累。

是呀，办法总比困难多。我想，做任何事掌握了方法，一定事半功倍。

随后，我们又在天绿香地里，辟出一垄地。

老师说，这垄地用来种地瓜，看来老师对地瓜情有独钟。

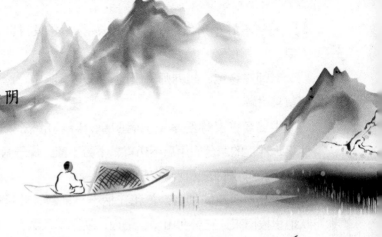

8月1日
星期二
小雨转阴

6.
学好中药的六个步骤及牛筋草

早上起床，窗外下着细雨。《药性赋》只剩下寒性药要攻克了，先不管理不理解，背诵下来再说。

《弟子规》曰："宽为限，紧用功，功夫到，滞塞通。"

老师也说："现在你不懂的知识，只要功夫到了，你自然而然会明白。"

对于没有多少中医药知识的我来说，背诵是必经的途径。

昨天到今天早上一直停水，5点45分顾不上去别人家提水，牙未刷，脸未洗，打伞骑自行车出门了。

我到达龙江亭时，雨停了，但天还很阴沉，恐怕还要下场大雨。

老师、小美、金宝、胡老师随后也都到了。

天气不好，来晨练的老人不多，来看病的患者也没那么早。

老师在金宝、胡老师早上随手拔的草药中，选了一株牛筋草来讲解。

牛筋草，又称鹅掌草、老驴草、野鸡爪草，味甘、淡、性平。性平的草药服用后不伤胃，不苦不涩，像玉米须煮水喝后一样，对我们的脾胃没有任何影响。

牛筋草，草如其名，茎和花柄不易扯断，并且很难把它从地里拔出来。它长在田埂、路边，就算每人踩上一脚，也不会枯萎死掉。

因牛筋草像牛筋一样坚韧，可以舒筋通络，把筋骨肌肉里的水、热导出体外。

在我读小学时，学校暴发流行性感冒。流行性感冒会引起发热、咽炎，严重的还会头面部发肿。

最关键的是流行性感冒具有传染性。当时，有些学校因流行性感冒放假，但在我们学校的炒菜大爷和校长沟通后，老师带领同学们去操场边，拔了大量的牛筋草，煮水后分给同学们喝。同学们很少患流行性感冒，甚至患病的同学喝完后，身体也渐渐康复。

在草药书上记载，牛筋草有预防或治疗流行性乙型脑炎的功效。流行性乙型脑炎都可以治疗，对流行性感冒的治疗更不在话下。

中医最主要的作用还是预防大于治疗。

俗话说，"星星之火，可以燎原。"只有把小火灭掉，甚至预防火的产生，才能避免更大的危害。

很多人发热后，小便都是黄赤色。这时，我们用一把牛筋草，加车前草煮水喝后，小便清凉，热也退下了。

原来，有形的小便我们可以看得见，无形的阳气看不见。发热只能用一些退热药。热仍不退时，加上一味利尿药车前草，就能让热通过小便排泄出来，即阳随阴降。就像前两天，天气十分炎热，但只要下一场雨，我们能够立马感觉到空气清凉。

另外，陈皮像皮，山药像肉，丹参像血脉，牛筋草最像筋。

肝主筋，肝经下络阴器，上贯膈，布胁肋，循喉咙之后……

有人生气后，胁肋痛、小腹痛、睾丸痛，我们可以用牛筋草，加上荔枝核或橘核，煮水喝后，放几个响屁，这些症状都能够解决。

草药治病不拘泥于任何一味药。只要对证，任何一味药都可为我所用。

所以，千万不可小瞧这些草药的功效，用好了，三片梧桐叶都可以救人性命。

天又开始下起小雨，我们撑伞继续听老师讲解这味牛筋草的功效。

小鸟婉转的歌声，眼前的河水激起一朵朵雨花，我们丝毫不受影响。

患者们也很有耐心，举着伞，饶有兴趣地听着牛筋草的神奇功效。

女人以血为本，以肝为先天。很多草药煮水后，我们加入适量红糖，补血的同时还达到治疗疾病的效果。

妇人白带发黄、浑浊、发臭，小便黄赤，我们可用新鲜的牛筋草，加车前草煮水后，兑红糖喝下去，口感好，治病效果也杠杠的。

雨渐渐大起来，我们只得转移到桥下看病。有一位从大洋来的患者找到老师。

老师指着他的大拇指说："拇指上大下小，脾胃不好。"

患者点头称是。

老师把完脉后，说："不要熬夜、玩手机，这样大脑有些供血不足，导致睡眠不好。舌苔白厚腻，那些凉果、冷饮不能再吃到肚子里去了。"

患者又点点头，说："现在我都不敢吃冷饮了。"

老师让我开四逆散加颈三药（葛根、丹参、川芎）、陈皮、炒麦芽、石菖蒲、威灵仙、藿香、苍术。

石菖蒲特别芳香，据说还可做香料、驱蚊虫。石菖蒲喜欢生长在水边，故能利湿。

《药性赋》曰："石菖蒲开心气，散冷，更治耳聋。"

像治疗痰浊蒙蔽心窍，出现舌苔白腻、健忘、耳聋之症状，没有比石菖蒲更好的药。

老师十张处方中，至少有七张会用到石菖蒲。石菖蒲配上威灵仙，能够治疗周身的经络疼痛。

藿香味辛，性微温，善于治疗夏天饮食生冷产生的脾胃不适。

有些人出差，舟车劳顿，水土不服之后出现上吐下泻。此时，只要用上藿香正气水之后，立马可以缓解脾胃不适。

苍术，辛香健脾，苦温燥湿，可以治疗脾胃虚弱，水湿内停产生的痰饮。

患者听老师说有去大洋义诊的想法，极力地邀请，并且承诺去到大洋后，他免费提供我们食宿。

老师广结善缘，因此我们去到哪里，都会受到当地村民的尊重。

还有一位老人睡不好，心烦意乱，睡觉时还腿抽筋，吃钙片也没有任何效果，心疼钱花出去了，却没有治好病。

老师给老人开了3剂四逆散加胸三药（枳壳、桔梗、木香）、颈三药（葛根、丹参、川芎）、淫羊藿30克、小伸筋草15克。

老人吃完后腿就不抽筋了。

老师说："对于老人晚上腿抽筋，用淫羊藿配小伸筋草，治疗一个好一个。"

我们要想学好中药，分6个步骤。

第一，熟悉单味药的药性与归经。

第二，学习药对。两药配伍，效果更好，常用的药对必须熟记。

第三，每三味药组成的药对，就像三足鼎立，才能站得稳。

第四，药团，也就是药阵。

第五，方剂，有君臣佐使之分。一张方开出来，草药就赋有生命力了。

第六，合方，用于治疗疑难杂症。守古方却不能拘泥于古方的每一味药，这是中医治病的最高境界，即无招胜有招的感觉。

以上6点必须按步骤层层递进，这是老师对我们学习好中药的忠告。

下午，我们又在橄榄地里割草，小美的喉咙好了很多，

033

真替她感到高兴。我们割草休息时，摘了树上结的青橄榄。

我尝了一个青橄榄，味道酸涩，甚至还带点苦。我把果汁嚼干后，果渣吐了出来，可能是吃不习惯的原因。

当地人喜欢把这青橄榄腌制过后，用来早上送粥吃。

一方水土养一方人。在我们家乡，每天早上吃面条，晚上吃稀饭。我们还喜欢将腌制过的酸菜炒熟，放上辣椒粉，吃起来感觉很是爽口。

陈老师是五经富中学的老师，他爱人是中心幼儿园园长，家里有两个小孩，一个叫陈木缘，一个叫陈亮豪。孩子们每天早上跟老师学习草药。

下午，两个孩子和我们一起到农场干活，用锄头锄草时有模有样。

陈老师跟老师用铲翻土，没翻几铲，铲把就被陈老师弄断了。

陈老师有些不好意思，倒是老师，很是理解。新手是工具的杀手。新手对工具的应用方法不对，力气用不到点上，工具是很容易弄坏的。

木缘在锄草时，拔了一株白花蛇舌草给老师。

老师拿着白花蛇舌草，高兴地说："这就是白花蛇舌草，草根芳香。另外，茎是暗红色的，可走血分。"

叶子呈椭圆形，更像蛇吐出来的信子。

花是白色，更加的小巧。老师拿着这草有些爱不释手。

草医碰到好的草药，那种心情确实无法表达。

老师说："木缘，你不是眼睛有些红痒吗？你用这株白花蛇舌草再配上一些白茅根，煮水后，兑点蜂蜜喝下去，保管你的眼睛明天就不红痒了。"

陈老师听后也挺高兴，接过这株白花蛇舌草，再捡一些刚挖出来的白茅根，放在袋子里装好，提回家。

我们把昨天翻的泥又重新翻上一遍，明天出太阳的话，晒晒后就可以播种。

老师常说，深耕胜施肥。同样，泥土多翻几遍，多晒过后，结出来的果实更可口。

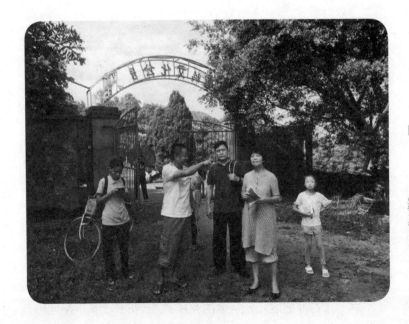

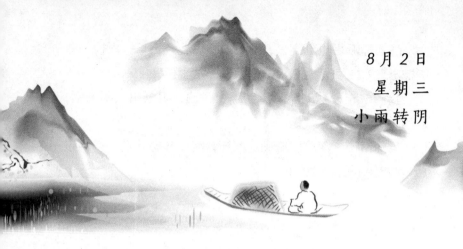

7.

凉血止血的白茅根

现在是吃龙眼和香蕉的季节，老师经常会带上这两种水果分给大家吃。

有时，碰到和我们打招呼的人，老师都会送上几串龙眼。

老师说："'食其时，百骸理。'大家吃上一些当地应季的水果，有益身体健康。从冰箱里拿出来的水果、冷饮，不要马上入腹，容易损伤脾胃阳气。"

五经富说大不大，说小不小，但提起老师，无人不识，没有人不为老师点赞。

橄榄林这块地，老师从未见过田主。但田主却主动找到老师，把这块地送给老师耕种，并且不需要老师付任何报酬。

早上，老师把这几天从金昌叔那里挖到的"金矿"整理后，和我们分享。

老师说："人见到金子想着怎样才能挖到金矿。这不是指贪心，而是让我们知道做学问要不知足。"

老师把从草医处挖过来的"金子"整理成"我听草医说"栏目。

我看着自己整理的笔记，发现全是干货。我只要掌握了这里面的一两个偏方，都不愁饭吃。

因为这些偏方都是金昌叔临床反复实践得来的成果。

金昌叔能够把他的经验分享给老师，除了看中老师的品质，更看中的是老师为人民服务、传承中医及中草药的精神。

今天，老师给我们讲白茅根。

白茅根，虽然混迹在黑色的泥土当中，但却保持洁白的品质，一节一节的，白白的，像管道，更像袖珍版的甘蔗。

白茅根味微甜，能够益气生肌，有补益的作用。性凉，对于身体反复发热、烦躁，小便黄赤，白茅根是首选之品。

《药性赋》曰："白茅根止血与吐衄。"

说明白茅根对于从头到脚的出血证都有效果。

一个年轻的小伙子，暴饮暴食，特别爱喝冰啤酒，配着煎炸烧烤食物吃。有一次发现自己的大便是黑色的，到医院检查，结果是胃出血。这下小伙子可慌神了，医院还让他住院治疗，情况没有好转的话，就做手术。

小伙子通过朋友，找到老师。老师让他去菜市场买半斤白茅根、藕节，两药一起煮水喝。

小伙当时愣住了，不相信平常的白茅根和藕节，可以治疗他的胃出血。

但小伙子听朋友说老师医术高，他又不想做手术，抱着

"死马当活马医"的心态，就煲汤喝了。一段时间后，小伙子感觉良好，跑到医院复查，胃不再出血了。从此小伙子也改变了饮食习惯，不敢暴饮暴食。

人只有生病之后，才感觉到生命的可贵。

有一位老人，家里条件好，子女孝顺，给他买了参茸酒。有一次，老人闲来无事，感觉自己的身体需要补补，于是就喝了一杯参茸酒。

结果喝完就出事了，老人眼底出血了，他吓得急忙找到老师。

老师看老人脸红，眼也红，像喝酒打架之人，就知道是喝酒导致的问题。老师摸老人的脉，脉象有力，有堵塞感。

老师立马让老人用大黄 10 克，白茅根 30 克，桑叶一把煮水喝。老人喝下去后，顿感清凉，排了大、小便后，就好了。

补药并不是每个人都可以喝的，特别是体壮之人。大便不好者，喝补药就容易堵在体内，堵后体内气血上冲。眼底出血算是轻的，严重的导致眼盲，甚至有生命危险。

所以，即使再好的补药，我们也要根据自己的体质，在医生的指导下服用。

话说回来，人体有两个地方通开，火气、热毒泻出去，身体自安。

那就是大、小便，大黄通大便，白茅根利小便。

另外大黄、白茅根都可以止血，这是其他药物不及之处。

所以伤科也经常用到大黄。老人眼底出血用白茅根、桑叶将药效引到眼睛处，喝后，从头到脚，血就凉下来止住了。

老人再也不敢擅自进补。

子女无知的关爱，对父母也是种伤害啊！

另外，老师跟余师学习的时候，发现余师喜欢用三根汤（葛根10克，芦根30克，白茅根20克），煮上一壶水，加少许糖，当茶喝，用于治疗小儿感冒发热，一般喝上一天就能够退热。

　　不过，小儿感冒有发热、口渴、口臭、尿黄的症状才可用三根汤。

　　早上的太阳缓缓升起，照在河面上，金光闪闪。小鸟又继续它婉转的歌声，不知名的虫儿也跟着伴奏。

　　一位阿姨过来说："医生，我感冒了。喉咙有些沙哑，咳嗽，咳痰黄稠。"

　　老师处方如下。

　　四逆散加桔梗、木香、丹参、石菖蒲、郁金、瓜蒌、厚朴、紫苏梗。仍是3剂药。

　　老师经常用枳壳、桔梗、木香治疗咳嗽，治咳必须用顺气的思路，气顺咳嗽自然就好了。

　　此三药又称胸三药，枳壳让气机往下降，宽中下气。枳壳缓而枳实速也。桔梗让气机往上升，木香让气机往外散。

　　厚朴下气除满，紫苏梗行气宽胸，宣通郁结。一味瓜蒌可以把肺中痰浊、痰热全部刮下来，就像刷子一样，把痰浊刷洗下来，排出体外。

　　老师对这种感冒引起的咳嗽咳痰特别有把握，只要气顺痰消，喉咙沙哑也自然会好。

　　生活，除了跟师义诊和学习草药，还有柴米油盐酱醋。我也会逛逛镇上的菜市场，时间久了，就知道哪家的豆腐做得最好吃；哪家卖的菜是自家种出来的；哪家的蔬菜新鲜，不会缺斤短两，甚至还会多送一些青菜给我。

　　早上义诊完后，我去到菜市场，买了红辣椒。我将红辣

039

椒洗干净晒干后，切碎放在壶里腌制成剁辣椒。

湖南人喜欢辣椒，走到哪里都少不了辣椒下菜。

我也会向小美请教怎样制作酸豆角。

小美把制作酸豆角的方法告诉我后。我也会买上豆角，尝试着自己制作。

当看着壶里的豆角由青色慢慢转为深灰色时，我有一种成就感。

有时候，豆腐条买多了吃不完，我会把这些豆腐条晒干，而晒干的豆腐条和冬瓜辣椒蒸着吃，吃起来又别有一番风味。

昨天义诊完，下大雨，我在连姐家躲雨。

连姐邀请我在她家吃早餐：稀粥，还有腌制过的橄榄。腌制过的橄榄酸中带微甜，吃起来也挺爽口。

连姐又新开一瓶豆腐乳，并给我夹了一块。豆腐乳咸中带微甜，我还有些吃不惯。

连姐知道我吃蒸菜后，告诉我吃蒸菜时要放些姜，不至于蒸出来的菜寒凉。

我说："我放辣椒。"

连姐要我少吃蒸菜。

我说："有蒸菜吃，我已经很幸福了。"

老师和陈创涛老师在山里学习的时候，他们天天吃白粥，碰到粥里有一些红薯叶，就是最美味的稀粥了。

《菜根谭》曰：人能咬得菜根，则百事可做。

回来之前，连姐还硬塞上一瓶未开封的豆腐乳给我。

上午还是大晴天，中午一变天，雨就下个不停，看来是不能去田里干活了。

早上我特地看了木缘的眼睛，已经不红痒了！

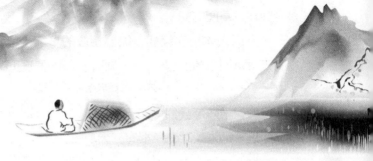

8.
利小便以实大便的车前子与
五种绿色的健康生活

早上，老师和我们分享金昌叔的临床诊疗经验、用药经验时，再一次强调《药性赋》的重要性。我感到很惭愧，来到这里三个月了，《药性赋》刚刚背诵下来。

老师说："《药性赋》要背得滚瓜烂熟，每报出一味药，就能立马背出它的药性。只有对每味草药的药性认识理解后，才能灵活运用于临床。"

今天，我们学习车前子。

老师说："映入我们眼帘的所有植物，不识的人，这些就是草，杂草，让人讨厌的杂草。而识得之人，眼中的这些草都是可以治病救人的宝。"

生命无价，这些草就无价。

满园绿色仙人药。绿色的草，是仙人手中的宝药，这也是老师建百草园的初衷。

一方面人体出现疾病，需要相应的草药治疗，甚至可让患者去百草园采药治病；另一方面，百草园的建成可更方便传承中医草药的文化，惠及更多中医学子。

接着，老师带我们一起温故知新。

昨天老师讲到的白茅根有三大功效。

第一，因其形状是中空，善通表里气。适用于感冒毛孔闭塞的高热，尿黄，舌尖红。

第二，味甘甜多汁，可滋阴利尿。适用于急性膀胱炎、急性尿道炎。对于久坐不动引起的炎症，如开车的司机、高温作业工人及常把笔记本放在大腿上工作的人，用白茅根煮水当茶喝，可让眼睛明亮，小便清澈。

第三，白茅根头是尖的，带刺都有穿破的功效。因此张锡纯用白茅根尖头捣烂后，敷治发不出来的疮痈。

老师带我们早上在河边的龙江亭学习，一是安静；二是空气好；三是遍地都是绿色的草药。

以后往百草园一坐，灵活运用我们自己种的草药，就可以为人治病，这将是多美妙的事情。

想着这几天我们在橄榄林里割草时被蚂蚁咬、蚊子叮，也是值得的事。

闲话少说，继续我们今天的车前子。

《药性赋》曰："车前子止泻利小便兮，尤能明目。"

说明车前子有止泻，利小便，明目的功效。新鲜的车前子可利小便。车前子多长在田野、路边、屋旁或荒地，被人踩过、被车扎过后，仍有顽强的生命力。

车前子叶片是卵形，叶面光滑，最有意思的是叶片与叶柄一样长，中间长穗状花序，花较小。现在这个季节正是车前子开花的时候。

车前子味甘，性微寒，归肝、肾、肺、小肠经，最主要的特点是，利小便以实大便。

我们先看车前子是怎么通过利小便而止泻的。

唐宋八大文豪之一的欧阳修，因长期思虑过度，又身居高位，导致身体透支。他稍微吃生冷之物，就会暴泻。

御医开了补脾淡渗利湿药、收敛固涩药服用后仍暴泻不止。

几日后，欧阳修泻得骨瘦如柴，真是"好汉抵不过三泡稀"。

在欧阳修近乎绝望时，他妻子在江湖草医处悄悄买了三剂药，利用智慧让欧阳修服下。

结果，欧阳修服用一剂后，泄泻立马止住了。第二剂还没吃完，病就好了。

他妻子见药到病除，才向欧阳修道出实情。

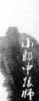

欧阳修听后，立马将江湖草医请到家中，热心招待，虚心请教，还赠钱财。为了能够帮助更多像他这样泄泻的患者，欧阳修还向草医请教处方用药。

草医见欧阳修为人诚恳，礼贤下士。于是就告诉了他，车前子研粉，用米汤水冲服下去后，就会解出很多小便，大便自然就干爽了。这就是车前子通过利小便以实大便而止泻，就像雨后田里积水，我们要挖一条沟渠排水，而不是等沟渠的水干掉。

这几天，我们反复讲到急性膀胱炎、尿道炎的治疗，都用到了车前子。只要是泌尿系统炎症，首先必用车前子，因为这是它的专长。

有一位患者，双脚肿得像萝卜，在医院输液治疗无效，就找中医，找到老师（中医很多奇迹都是在患者治疗走投无路时创造的）。

老师为患者把脉辨证后，药方中加四妙散（苍术、黄柏、炒薏苡仁、川牛膝）。

另外，老师交代患者自己去田地或路边拔一把车前子和药一起煎。

原来老师知道他小便黄赤，黄赤属热，清亮属寒。四妙散专治湿热，但利水力量不够，加上车前子煎服后，小便变清，腿脚像退潮般消了肿。

患者走路感觉特轻快。

中医治病用药，只要辨证准确，就能起到药到病除的效果。

余浩老师经常会碰到老人白内障或目暗昏花的患者，余师常用六味地黄丸加五子衍宗丸治疗。

六味地黄丸补肝肾，五子衍宗丸补益精血。

五子衍宗丸中车前子是怎么明目补肾的？

以子通子，子类药多入肾，利浊水，生清水，精血就足。

像眼目不生光辉、眼睛浑浊的，车前子可把眼中浊水通过小便排出，达到明目的效果。

还有眼睛好发麦粒肿、眼疮，我们可以用车前子捣烂加菊花。如果没有菊花，用青葙子一起捣烂敷在眼睛患部，眼就不肿痛了。值得注意的是，新鲜的车前子，效果才好。

今天义诊，两天前感冒咽痛、咳嗽的阿姨过来了。她告诉我们："我吃了一剂药后，咽喉没那么痛了，咳嗽也好了很多，睡觉都比前段时间安稳。"

又一位阿姨过来说："先生，我睡不着，头晕，白天打不起精神，心烦，眼睛视物模糊……"

老师把完脉后说："你气不足，想太多事情，头脑静不下来。总是盯着电视看，肝血耗得太过。"

四逆散加颈三药（葛根、丹参、川芎）、威灵仙、黄芪、党参、枸杞子、菊花。

老师说："你自己去路边拔一把车前子，认识车前子吗？"

阿姨点点头。

老师继续说："好，认识。你自己拔一把车前子和药一起煎。别想那么多事情，没事可以找点事情做。像去田地锄草、种花生、种地瓜都行，别久坐不动看电视。出出汗，对药的吸收、疾病的恢复都好。"

阿姨点点头，赤着脚，拿着处方走了。

老师真是活讲活用，今天讲到车前子，就给患者用上了。

在大自然中为人诊病，什么草药都可以为我们所用。

下午五点，待我步行到农场，大伙儿正在热火朝天地割草。橄榄树下的那些杂草、杂枝，仍是我们攻克的对象。

黄姐和她朋友带着在北京中医药大学读大三的儿子过来了。孩子长得高高大大，戴着眼镜，打着赤脚，挥着镰刀割草。

黄姐说："出了汗，感觉浑身舒畅。"

我也笑着说："晚上还能睡个好觉。"

我又问："不怕蚂蚁、蚊子咬？"

黄姐笑笑说："不怕。如果要怕的话，就不会在这里和大家一起干活了。"

老师说要想拥有健康快乐的生活，需要在生命中具备五种绿色。

第一，拥有一颗绿色环保的心。

第二，住绿色的环境。钢筋水泥房子困住了我们的身，同时也困住了我们的心。乡村田野满眼尽是绿色。

第三，吃绿色有机食物。自己种菜，用草木灰做肥施，无农药，无激素。

第四，在绿色的大自然中赤脚运动。赤脚踩在泥土中，在淮山药地里、橄榄树下，是最佳的有氧运动。

第五，用绿色的草药疗法。人体出现疾病，不是去大医院做各项检查，输各种液体抗生素，而是回归到大自然，用大自然赐予我们的草药作为辅助疗法。拥有一颗平静而安宁的心，是治愈疾病的最佳方法。

我听后，细细地品味着这五种绿色。蚂蚁爬在我脚上，我用手轻轻地挪它走，善待生命从身边的每一件小事做起……

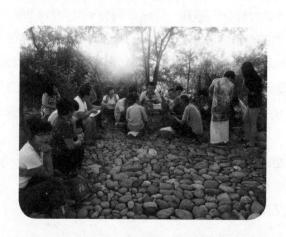

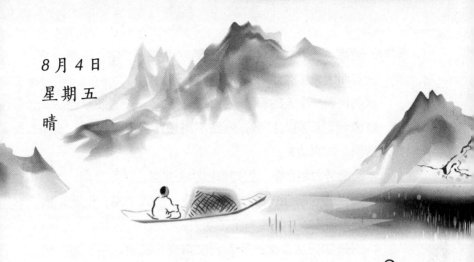

8月4日
星期五
晴

9.
牙痛妙方——薄荷叶

今天很惭愧。

早上出门，我一边背着《药性赋》里的寒性药，一边骑自行车来到龙江亭。没想到，老师正好讲《药性赋》寒性药里的薄荷。

老师问我："《药性赋》里薄荷怎么讲？"

我说："薄荷叶宜清风热肿毒。"这药性明明是讲升麻，我却戴在了薄荷头上。

老师笑了笑说："薄荷叶宜消风清肿之施。"

我有些无地自容，说是能背诵《药性赋》，却达不到脱口而出，滚瓜烂熟的程度。

老师说："看一个人的资质，就看他背书能否背到流利。

同样一首诗、一段文章，能背到流利，不错一个字、不漏一个字，脱口而出，那么此人资质顶呱呱。"

流利代表一个人的思维敏捷，敏捷代表一个人聪慧。

就像我们和别人打拳，熟到不用想什么招式招法，就能把人撂倒，这叫功夫。

学医要努力和勤奋，更要拿出功夫来学。

老师说的这些话，虽然不是对我一个人来说，但我知道自己的努力还不够，还没有下苦功夫。

特别是学习文言文，我看到文言文中的之、乎、者、也这些字，脑袋就疼。

老师说："文言文是学医的基础。《伤寒论》《黄帝内经》《傅青主女科》里面全是文言文。古文学不好，忙活一场空。"

我们只有读懂了文言文，才能深刻体会著书者当时的心境，以及所要表达的想法。

我该怎么办？

老师仍是先给我们讲《我听草医说》里面的知识。关于救人命的秘方，老师将在下一步着手写一本新书，和大家分享。

大自然讲堂，无界限教室。

老师说："欢迎大家来学习，也欢迎有心之人来偷师学技。"

今天老师给我们讲的这味草药，大人、小孩、老人都知道。因为口香糖里、医生用药、感冒药里、泡茶保健方里都有它。

薄荷吃后口腔里感觉很清凉，特别是摘一片新鲜薄荷叶，含在嘴里，清凉的感觉久久不散。

《药性赋》曰："薄荷叶宜消风清肿之施。"

其实薄荷的功效远远不止消风清肿。

薄荷的生命力很旺盛，繁殖速度很快。我们只要在一块地上种上薄荷，没多久这片土地都会被薄荷占领。

即使冬天凋零，但在来年春天，这一片又将是薄荷的领地。

薄荷芳香清凉，芳香能除湿醒脾。

《草药总纲歌诀》说：辛香定痛祛寒湿，甘主生肌补益用，咸苦清凉消炎热，涩酸收敛涤污脓。

我们听着老师背诵口诀滚瓜烂熟，都大为叹服。

薄荷清凉可以透热祛火，发汗之功较强。

因此，外感风热，不出汗者，薄荷是首选的草药。

前几天，有一个油漆店的老板感冒了，发热、头痛、口渴、咽干、咽痒，舌尖红，眼睛红痒。

老板自己弄了感冒冲剂喝了，效果不大。

老板找到老师，说："医生，这感冒还真折腾人，自己吃了药也不好。现在，你看我的眼睛又红又痒，你得给我开最贵最好的药。"

我听后白了他一眼，心想："你以为有钱买最贵的药就能把病治好。"

老师也说："你这观念要改过来，不是说最贵最好的药就能治病。什么是最贵、最好的药？冬虫夏草？鹿茸？灵芝？都不是。在我们医生眼里，能治好病的就是最好的。困了、累了，好好地睡上一觉就是最好的药。"

老师问他："感冒出不出汗？"

老板摇摇头说："发热吹着空调，都没出汗。"

老师听后，让他自己去种有薄荷的人家讨上一把新鲜的薄荷，再到药店买些菊花，把菊花先煮好水，再放薄荷进去，沸水里滚上一滚，就可以把水倒出来。慢慢温服，微微出汗。

另外，药渣可以敷在眼睛上。老板吃药2~3次，感冒就会好了。

老师让他把薄荷后放入沸水里滚上一滚倒出，是因为煮太久薄荷药效就全跑了。薄荷的药力就是那股芳香之气。

过年时，老师会提前准备了十几包的牙痛药。

因为老师知道，逢年过节，必有暴饮暴食后牙痛到坐卧不安的人。

每次有人因牙痛来向老师讨药时，老师都会送上一包给他。

一包里面只有四味药：麻黄、薄荷、大黄各10克，生甘草5克。

不管喝冷水还是喝热水都会牙痛的人，这四味药下去，牙痛就可止住。

如果碰到严重的牙痛患者，麻黄、薄荷、大黄、生甘草四味药效果不明显时，配白芷、地骨皮、骨碎补，牙痛没有治不好的。

如果患者牙痛咽也痛，配野杨桃、岗梅，保证药到病除。

我听后，回想今年正月，我一个亲戚，牙痛吃最好的止痛片都没效果。

后来他去医院拔牙，才慢慢地好起来。

我婶倒是比较幸运，也是牙痛。我就用薄荷、大黄、麻黄、生甘草，给我婶煎水喝，一剂药就好了。

小病虽不足以致命，但一不小心牙齿没了。有些人胆没了、肝没了，甚至连胃也被切除了。

另外皮肤瘙痒，把鲜薄荷捣烂后，用薄荷汁涂在瘙痒处也有效果。

小孩子长痱子、蚊虫叮咬涂上去后，清清凉凉，感觉很舒服，痱子也会消退掉。

我们常用的清凉油、风油精里面，都有薄荷的身影。

有些司机、脑力工作者疲倦了，在太阳穴处涂点含有薄荷的清凉油、风油精，有提神醒脑的作用。

老师说薄荷的用途不仅仅是这些。如果全部记录下来的话，就写成《药性赋》的白话解了。

前几天，从大洋过来找老师看病的父子俩过来了，另外还带着三个小男孩。

中年人一见老师把课讲完，就迫不及待地说："医生，我吃了你开的药后，咽喉痛，头也痛，怎么感觉比没吃药更严重了？"

老师把脉一搭说："你的性子太急了，思虑太过，气郁在一起了。"

中年人听后，说："确实。这两天我压力挺大的，生意没以前那么好做了。长期合作的客户说要退货。我确实感觉焦头烂额。"

老师又问他："吃药期间有没有赤脚徒步。"

他倒也挺老实地说："没有。我想等吃完药，忙完这两天再去锻炼。"

老师听后摇摇头，表示自己也无能为力。因为医生不能代替患者吃药，不能代替患者锻炼。对于不听医嘱的患者，医生也没有办法。

求学讲究机缘，医生治病也讲究机缘，患者找医生治病

也讲究机缘。

倒是中年人的父亲，吃完老师开的药后好转了许多，能睡好觉，腰脚也没那么痛了，言行举止很祥和。

父子俩形成了一个鲜明的对比。

老师按脉开方后，老人把老师开的处方单很郑重地折好，放在携带的包内。

然后，老人把带过来的孩子叫到老师跟前。

三个孩子，一个鼻炎；一个皮肤瘙痒；另一个容易感冒。

老师看完后，让给鼻炎或易感冒的两个孩子买黄芪口服液喝；皮肤瘙痒的孩子，可以拔上一把薄荷或五加皮放在开水里焖上一会，然后让孩子用水洗澡。

另外，冰箱里的凉饮、冷果别让孩子吃了，皮肤瘙痒者最好别吃肉、鸡蛋。

最后，老师把经常劝导孩子们的口头禅说出来。

小小不吃苦，长大吃泥土。

小小不读书，大了没眼珠。

小小不知爱，大了爱多无。

小小不练功，大了一场空。

小小不练武，大了多病苦。

我们听了，觉得这既是对孩子们的忠告，也是对孩子们的期望。

孩子的父亲听后，不知有何感想？

有一位妇人过来说："我哪都感觉不适，特别是小腹部胀满、凉。"

老师把脉后说："你没什么大的问题。是不是还有些腰痛？"

妇人点头说："最主要的还是小腹部不适。"

老师说："四逆散加颈三药（葛根、丹参、川芎）、腰三药（杜仲、黄芪、枸杞子）、小茴香、厚朴、陈皮、炒麦芽。"

接着，老师对我们说："颈三药可以让她有一个好的睡眠，腰三药补气益肝肾，腹满用厚朴，小腹部凉用小茴香、陈皮、炒麦芽，健脾胃。吃好睡好，腰腹也就好了。"

老师还说："吃药期间，花些时间赤脚锻炼或下田去干活。"

妇人点头，愿她真能遵医嘱。

下午，我去橄榄林，这里的草被我们割得差不多了。我们把割下来的草晒后，就烧掉做肥料。

另外，我们需要把竹屋前的这块地再锄锄。

老师用铲开出了四小块，我们把这四小块地整平，然后在地上开出小沟。不出意外的话，我们明天可以播下花生种子。

小美开出来的小沟，看上去很整齐。

而我看自己开出来的小沟，高低不平，技术还有待提高呀！

老师则边喝水边说："金宝把《我听草医说》音频，码上了文字，这样的话，能方便到更多人。"

接着，老师赞许地说："大家干活要向胡老师学习，不焦不躁，心平气和。另外一点就是注意安全。"

我想起老师说的干活要诀：宁慢勿快（保证安全），宁慢勿站（保证效率），宁慢勿乱（保证质量）。

同时这也是我在锻炼自己平和安宁的心性。

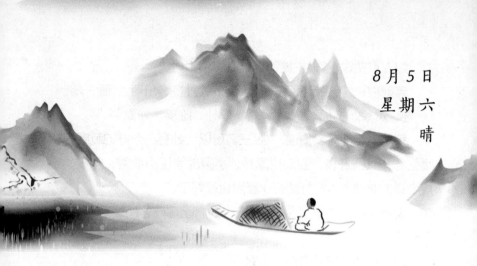

10.

五指毛桃

早上，我踩单车出门，骑到半路，感觉车越骑越费劲。

下车查看，用手一捏后车胎瘪了。

我有些傻眼，怎么办？

我看了看时间，离6点还差10分钟。既然车不能骑，我只能推车快速地赶往龙江亭。

我在心里默默地祈祷，千万别迟到，到时让大家等我，总归不好。车胎没气什么的，不是我迟到的理由与借口。

值得庆幸的是，我赶到时，离6点还差2分钟。

今天，老师讲的草药很厉害。因为它是虚劳者的福音、疲倦者的良药、短气者的珍宝、没力气者的救命草。

它喜欢长在树林里，叶子形似五指，茎、叶、果都长有硬毛，根皮具有清香。是的，它就叫五指毛桃，又称五爪龙、南黄芪。五指毛桃味辛，性甘平，具有益气补虚，舒筋活络，健脾化湿，止咳化痰的功效。

老师因为义诊，所以有很多用药成功的案例。当然，也有让老师无能为力的患者。

治不好，是因为患者不按医嘱去执行。患者欲望太多，人太懒惰。

天雨虽宽，不润无根之草。医术再好，难渡无缘之人。

有一位 80 多岁的阿婆，对老师说："医生，人老了，我连尿都控制不住。每有尿意，还不等我赶到厕所，就尿在裤子上了。因为身上有尿骚味，白天我都不敢去见人。"说完，阿婆叹了一口气。

我听后，也深感同情。

老师把完脉后，说："不要紧，我给你开 3 剂药，你拿回去煎服就有效果。"

于是一张五指毛桃（南黄芪）50 克、枸杞子 30 克、牛大力 30 克的处方交到了老人手里。

老师同时交代阿婆下午、晚上睡觉之前，别喝凉水、凉茶。因为凉的食物、水，需要靠人体的阳气去温煦。老年人阳气本身就不足，常喝凉水无疑是把体内的最后一点火给熄灭。

老人听后说："我已经很多年不吃凉药、凉茶了。现在连牛奶、鸡蛋什么的都不吃，平时只喝一些稀饭、清粥。"

我听后，对老人这种清淡饮食，暖物入胃的养生观表示赞同。

老人遗尿多，是中气不足。下陷者，升举之，黄芪具有升举阳气、健脾补中的功效。

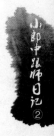

我们都知道气行则血行，补气先通气。因此老师重用五指毛桃 50 克，补益气血，推动气血的运行。

枸杞子滋补肝肾，牛大力吃了可以像牛一样，力气十足。

有一天，我们从农场路过桥头的时候，见到了阿婆在赤脚散步。要不是阿婆叫住我们，跟我们提起这事，我们都忘记了。

阿婆说："我吃了 3 剂药后，晚上不用再起床上厕所了，白天也常出来和其他老人一起聊天。"

现在，阿婆还会时不时地用这三味药煮水当茶喝，并对我们深表谢意。

老师则说："我们何德何能。只是你心态好，吃了这药，身体正气自己提高了。气足，尿自然可固摄住。"

还有，一位中年患者，腕关节痹痛 3 年，有时需要用一个热手袋放在手臂上，才能减轻。患者去医院打过吊针、做过检查、行过小针刀，都是稍有缓解，随后又会复发。

患者找到老师后，表示吃中药吃怕了。老师给他一个食疗方，用五指毛桃一把煲骨头汤，吃骨头喝汤。

中年人一看，简单。民以食为天，吃什么不是吃，更何况是五指毛桃，还有骨头。

中年人连喝 3 天，痹痛大减。3 年的痹痛，3 天就收到效果，中年人对此信心大增。

于是中年人经常用五指毛桃煲一些骨头、瘦肉汤，有时，他自己也会用枸杞子、淮山药、党参之类的补益气血药煲汤。

另外，我们用五指毛桃、黄芪各 30～50 克，海南山胡椒 10 克，党参、枸杞子各一把，配一个猪肚煲汤喝，吃 2～3 次或每 7 天吃 1 次，可以治疗胃下垂或胃下垂后期。

人有力气，东西能举起来，提得动；没力气的话，连衣服都拧不干，排尿也无力，甚至连屁都放不出来。

就像车子没气，我使劲踩都踩不动，甚至内胎也会弄坏。

《神农本草经》讲："黄芪主小儿体虚百病。"

小儿百病、体质虚弱，黄芪都有效果。

这也是老师对于鼻炎、感冒、流鼻涕、抵抗力下降的小孩，都开黄芪口服液的原因。

有一位妇人，头痛，腰痛，气虚，小腹凉。

老师予四逆散加枸杞子、黄芪、党参、小茴香、厚朴、陈皮、人参、五味子。

另外煎汤时，加一把大枣，切三片生姜。

老师交代妇人："你不要吃冰箱拿出来的水果、冷水。守护好胃里的阳气，比什么都重要。"

枸杞子、黄芪、党参或人参，是补气血三药。身体气血足，人才能够精力充沛，就像车胎有足够的气，两个轮胎才能够转动起来。

小腹冷痛，小茴香是首选之药。

胸满用枳实，腹满用厚朴，陈皮健脾行气。

酸甘辛咸苦，五味子最补。气血足后，气机该升的升、该降的降、该补的补，就像车的两个轮胎充满气后，用脚一踩踏板，就能够轻松地转动起来。

体内气机转动正常，头痛、腰痛，气虚，肚子凉，这些看似繁杂的症状，就能够缓解，配合妇人拥有绿色的五种心态，身体很快就能够舒畅。

义诊后，老师又给我们送了一个菠萝蜜。

这段时间，老师不是给我们送龙眼，就是送菠萝蜜。昨

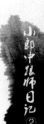

天的菠萝蜜吃到我们连饭都不想吃。

老师在生活中给我们的帮助，我们只有接受，然后不断地学习好中医及中草药，丰富自己的知识，回报老师。

下午，我去橄榄地割草，发现草被割完了。

老师说，我们的战斗力还真是不可小觑，这么大的一片杂草，竟然被我们用五个下午的时间完成了。

到时被太阳晒干后，烧掉做肥料，我们就可以把这片地开垦出来，种上各种各样的草药了。

随后，我们又到番木瓜地里锄草。番木瓜地里的草比苗还要高，人要在草里面，才能找到番木瓜苗。

人多力量大。不一会，草全部倒下，番木瓜苗重新显现出来。

我又将满是藤的淮山药绕在竹竿上，让它们按照我的想法缠绕，不再杂乱无章。

田地里的活干得差不多，老师又带我们去刘屋桥头修路。

我看着大家的衣服被汗水湿透，脸上仍挂着笑容，不禁默默地为大家点赞……

田地里有我们的汗水和足迹，凹凸不平的道路上，也有我们的足迹。汗水不为田地、道路而流，而是我们的身体需要通过汗水来强壮，我们的生活需要汗水来充实。

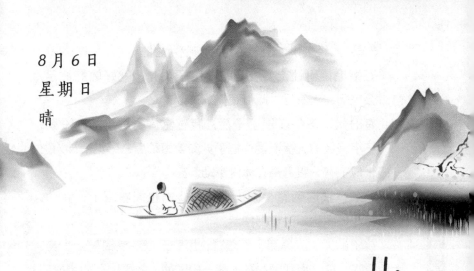

8月6日
星期日
晴

11.

五经富一日游与治肝神药——田基黄

　　早上，我骑车刚过马路就发现不对劲，一捏后胎，又漏气了。

　　什么情况？昨天我明明请修车师傅把车胎补好了，还从外胎上拔出一颗小钢钉，今天又被扎破了吗？

　　我来不及多想，把车子推回住处，骑着小美借给我的电动车，前往龙江亭。

　　到达龙江亭时稍早，于是我把义诊要用的物品准备好，放在石桌上。我随手拿起这两天记录的笔记翻看起来，温故而知新。

　　我们用黄芪、党参、枸杞子、大枣煮出浓汤，喝后，可以治疗记忆力减退、健忘，有效预防老年痴呆。

《黄帝内经》讲，上气不足，脑就为之健忘。

五指毛桃可让上气充足，使脑子灵光，就好像灯油足，灯就会光明，人气足，脑就灵光。

有时候，下午在田里干活，我感觉体力跟不上，没劲，喝一杯小美煲的五指毛桃枸杞子党参姜枣茶后，感觉精神为之一振，似乎有一股力量在体内窜动。

随后，我边晒着夕阳边干活，体力也能够跟上，有劲，就算挥汗如雨也不会觉得疲惫。

孩子鼻炎、流鼻涕、易感冒，用鲜五指毛桃根配上生姜、大枣煮水，兑一点红糖给孩子喝一段时间，效果比买的中成药黄芪口服液还要明显。

最主要的是，这水香香甜甜，孩子们爱喝。

另外像慢性肾炎、癌症后期，用黄芪、枸杞子、党参，煮水当茶喝，可以增强身体抵抗力，培补人体正气……

早上，有两位特殊的人过来和我们一起学习中草药的功效与作用。

他们是广东中山国学馆的投资者，另外还管理着大公司，拥有一大片农场……

老师称呼这对夫妻为林总、林太。

他们给人的总体感觉没有任何领导架子，很平易近人。

这也是我们愿意与他们接触的原因。

像我这种性格的人，感觉气场对就愿意多说几句话，感觉气场不对，闪得比兔子还快。我最不会与人接触打交道了，这样也有好处，乐得清静。

今天老师讲的草药叫田基黄，又名七寸金、地耳草、鸡骨香，喜欢长在田野、路边、湿地。

田基黄性凉，味甘淡，微苦辛。

利水之药生湿地，咸苦清凉消炎热。

因此，我们可以知道田基黄有清热解毒，利湿消肿退黄，散瘀止痛的功效。

人口臭，尿黄，眼睛发黄，面色也黄，我们用一把鲜田基黄煮水后兑点红糖，喝下去后，黄色会慢慢地退掉。

田基黄可以把肝脏的毒引致膀胱排出体内，把黄浊的脏水往下收；红糖可以缓解清热解毒药的凶猛霸道。

另外，田基黄味甘能缓急补益，不会伤到身体。

五经富有一个草医，最擅长治疗各种肿块。他不是给患者内服药，而是利用外敷之法，哪里肿就敷哪里，效果明显。

草医的外敷方中有一味药就是田基黄，捣烂后，配其他相关草药，一起调敷在肿块周围，几天后，肿块就会消失掉。

很多在大医院治疗效果不明显的患者，找到草医后，使用他家的祖传偏方，就能收到效果。

真是偏方一剂，气煞名医。

办公室白领经常对着电脑、手机，觉得眼睛灼痛，用毛巾冷敷后仍不减轻。

这时，我们用田基黄煮水，喝一半，另一半用来敷眼睛，不多久，感觉眼睛灼热顿时减轻了。

关键是眼睛不能久盯着电脑，否则，眼睛疾病又会复发。多视绿色植物，才是护眼之道。

有人觉得，是不是凡是草药都可以用来治疗眼睛疾病。

其实，最好的药是大家有保护眼睛，多视绿色植物的意识，这比什么草药都重要。

另外，科学研究证明田基黄对乙型肝炎、血液黏稠、血脂高的人，都有辅助治疗作用，与茵陈的退黄之功，也有得一拼。

有一个中年人过来，找老师看病，老师说："你肝部有包油，脾胃也不好。"

中年人觉得很奇怪，老师还没给他把脉，怎么知道他脾胃不好，有脂肪肝。

老师说："很容易就看出来了，你看你拇指上大下小，说明你思虑过多，脾胃不好，有时心慌、心悸。双下巴之人一般都有脂肪肝。我看你满面倦容，昨晚也未休息好。"

中年人点点头说："昨晚，我胸肋部隐隐痛了一晚。以前在医院检查过，有脂肪肝、胆囊炎。昨晚朋友聚在一起，喝了几杯酒后就开始痛，自己喝了护肝茶也没有什么效果。"

老师听了后说："命是自己的，保养要靠自己，知道自己有脂肪肝还喝酒，是跟自己过不去。以后鸡蛋、牛奶及肥甘厚腻的食物别再吃了，黏稠厚腻之品易堵塞胆管、肠胃，也别吃太多。肝胆相表里，朋友也需肝胆相照的朋友。另外，你有时间多赤脚接触土地，培补自身的脾胃土气。"

中年人点点头，连称谢谢。

或许，他寻遍整个医院，也找不到像老师这么啰嗦的医生。

老师让我给他开四逆散加黄芪、党参、枸杞子、陈皮、炒麦芽、土茯苓、金银花、制首乌、丹参。三剂药。

老师从身旁拿起田基黄对他说："认识这味药吗？它叫田基黄，田地的田，基础的基，黄色的黄，喜欢长在田地、低洼的湿地。你可以去拔点田基黄，加在我开的处方里一起煎服，一次放一小把就够了。"

说完，老师用手比划了大概的剂量。

中年人点点头。

中年人走后，我想，老师对草药真是活讲活用，这就是老师看病的独特之处吧！

夏天，无病常带三分虚。老师用黄芪、党参、枸杞子补气血。

陈皮、炒麦芽健脾。

金银花、白芍、制首乌配伍称首乌延寿丹，能够降低胆固醇，清除血管积垢，是治疗脂肪肝的专用药对。

土茯苓利湿去热，能入络，搜剔湿热之蕴毒。

另外，丹参可疏通心血管，缓解心慌、心悸症状，可以使血液得到净化。

义诊后，老师带我们去吃早餐。

林总、林太客随主便，随老师去到车站附近一家比较有名的，干净整洁的包粄店。

镇上有很多家包粄店，口味、口感各异。包粄也是这里的特色小吃。

林总、林太对这种特色小吃赞不绝口。

吃完早餐，林总、林太随老师参观了五经富的文化圣地——三近轩。

为什么称三近轩？

老师说："好学近乎知，力行近乎仁，知耻近乎勇。"

老师接着解释道："喜欢研究学问的、笔纸随身带的，就接近智了；能够努力行善的，就接近仁了；知道什么是羞耻就接近勇了。"

我们听后，点点头，仅仅三句话，就够我们学一辈子了。

接着，我们又来到了歧凤围。

林总站在惜福箴言前念着：

现在之福，积在祖宗者不可不惜。

将来之福，贻于子孙者不可不培。

现在之福，如点灯随点则随竭。

将来之福，如漆油愈添则愈明。

是呀，老祖宗把这些金句刻在墙上，足以说明对我们后人的忠告与期许。

在歧凤围参观完，金宝指着一口井说："这里有口井，是用来供水给村民，还是另有其他意义？"

老师解释说："祠堂里的井和围墙外面的池塘是互相呼应的，代表着吉祥和村落里的安定。"

另外，还有一句话叫"千里不唾井"，就是游子远在千里，也不讲家乡的坏话。

同时井水也代表着思乡之情。

我听后，才知道自己的知识是多么浅薄。中国传统文化博大精深，需要学习的地方还有很多很多呀。

随后我们来到观音庙，里面有观世音菩萨的神像。有人来到这里参拜，香烟袅袅，让人肃然起敬。

老师问我们这里的葫芦有什么作用呀？

用来烧纸钱和香是葫芦最浅显的作用。

葫芦可是表六大法的。

第一，肚大能容。

第二，口小慎言。

第三，悬壶济世。

第四，静坐参禅。

第五，上小下大根基稳。

第六，葫芦也通"福禄"，代表着吉祥如意。

我边听老师讲边回忆上次老师给我和孩子们讲过的六大法。

林太听后，竖起大拇指。或许她也是第一次听人讲起葫芦的六大表法。

庙门左右的对联很是感人。

观到世间多苦难，音从天籁着慈悲。

五经富人杰地灵。从自建的楼房大门到祠堂里的每一个字、每一句话，都体现着五经富深厚的文化底蕴。

而现在，林总随老师来到曾氏家族大祠堂，这里的建筑设计很古朴，庄严。

四书五经上的金玉良言刻在石碑上，在阳光的照耀下金光闪闪。

人之好善，虽福未到，祸其远矣。

人如不好善，祸虽未至，富斯远矣。

以前时不时听人说："吾日三省，但省什么没去想，也不知道，说明我还是一个混日子的人。"

今天在这里看到吾日三省：为人谋而不忠乎？与朋友交而不信乎？传不习乎？

曾子说："我每天都要多次反省自己，为别人出主意做事，是否忠实？交友是否守信？老师传授的知识，是否练习了呢？"

嗯，现在我终于知道每日三省，省什么了。

有意思的是，林总路过这块碑文后，又返回来，默读了一遍，然后念叨，为人、交友、学习。很多时候对知识的参悟，也就是灵光一闪……

来到五经富，不能错过大洋仙境之游。

于是，林总开车载着我们一起到大洋。

大洋空气清新，环境优美，并不是浪得虚名。

上次我和孩子们从公园徒步穿越，与这次来到大洋心境
又不一样了。

天气很晴朗，但我不觉得热。

下了车，我们沿着湖边的泥路前行，欣赏着绿色的湖水、
树木，感觉心旷神怡。

随后，老师带我们穿过一条黑黑的隧道，我们就出现在
仙女湖的起点。隧道里比较清凉，只能够一个人通过，我走在
里面，有探险的感觉。

有老师在前面带路，我心倒无惧。

接着我们开车，来到大洋最高峰——乌嵊峰。

我们把车停在山峰下，沿着蜿蜒地石梯到达峰顶，四下
观望，还真有会当凌绝顶，一览众山小的感觉。

下来的时候，我才发现石阶竟然有些陡。在峰下抬头看，
我竟然发现从石头缝里有水流出来。

山峰那么高，石缝里居然有水流出来，也算是奇迹。

下到山腰，我们在湖边的亭子里休憩一会，湖水很安静
祥和。

事实上，这里的一切都让人感觉祥和，平静，没有喧嚣，
与世无争。

再好的美景，我们都只是过客。

随后，我们坐车来到龙山寺。有车就是方便，十几分钟
我们就从大洋来到了龙山寺。

寺里的师父接待了我们。

老师因为在龙山寺待过两三年，与师父很熟。

所以午饭，我们自己下厨。

我们自己去路边采红薯藤。红薯藤炒法也很简单，放油加姜丝，入青菜，加些盐，熟了就出锅。自己下厨也很有意思，吃得也很香。

吃完饭，我们开车来到观音山，老师曾在这里写过很多本书。观音山种植着整齐有序的茶树，是一个世外茶园。

我们在一位和老师很熟的阿叔家添水。阿叔性格豪爽，为人坦诚，冲出来的茶也很浓。

我对茶没有研究，也不喜欢喝，怕喝了晚上睡不着。倒是品着山泉水，带着一丝甘甜。

下午4点，我们回到五经富，老师、金宝、胡老师回到住处休息了一会，就到农场干活。

我回去补车胎。内胎打气在水里一试，两三个孔漏气，这还能补吗？

我想干脆换一个内胎，免得车胎哪天不高兴，又漏气。

修车师傅说："以后车胎没气就不要骑了，不然内胎、外胎都容易损坏。"

换好车胎，我赶到农场，发现队伍庞大。

我连忙找了一个铁耙，把他们锄下来的草耙在一堆，沤肥料。

现在，人越来越多，村民给老师的荒废田地也越来越多。

老师带我们把这些荒废的田地开垦出来，种上地瓜、花生。

老师说："在不久的将来，这些田地都会种上草药。"

到时我们就坐在田边义诊，随手拔下一味草药，都可以治病。

我们还可以顺便利用拍打技术，帮助患者疏通经络，治疗疾病。

嗯，这样的治病方式，又有几个医生能真正做到呢？又有哪个医生会想出来？

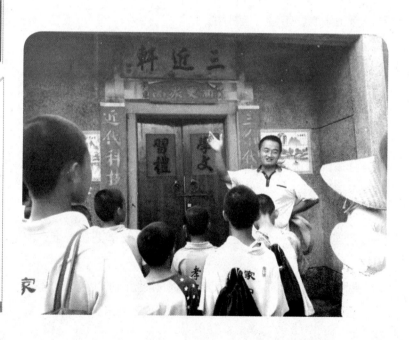

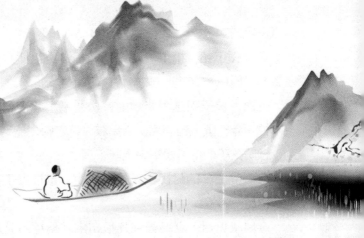

8月7日
立秋
星期一
晴

12.
茶饮圣品——黄荆子

老师问我们:"听课的最高标准是什么?"

我们回答:"静悄悄,就是一根针掉在地上,都能够听得到声音,这堂课的效果就好。"

不扰民是做人的最高品质,也是最高标准。

我们不管是住在村里,

还是徒步穿越、入山、行禅,整个过程中,都不打扰到村民。我们千万不能把老百姓种的蔬菜和药一起采回来。

听课的人群也日渐庞大,小到只有9岁的孩子,大到60多岁的阿姨。每天大家都来到龙江亭听老师讲草药。

今天老师要讲的草药为保护肝胆,分解肝部脂肪的第一要药——布荆,又叫黄荆子。布荆具有祛风解表,止咳平喘,理气消食的功效。

老师顿了顿，摘下一片布荆叶子，用手揉开后，放在鼻子下闻了闻说："布荆气味辛香，可利窍。"

上次，孩子来这里修学时，松岳不小心伤到脚趾，金昌叔帮忙正骨，敷上药酒后。金昌叔告诉老师，让老师备一些布荆，预防孩子们中暑晕车，上吐下泻。

有一位上车的村民，天热干活时，晕过去了，大家把他抬到树荫下。

金昌叔见后，立马弄来几根布荆芯捣烂后兑水灌到村民嘴里，他没多久就醒了。

还有夫妻双方吵架后，女的气得昏厥，这时我们用布荆捣烂兑水灌下去，捏捏颈部，顺顺胸部，她马上就醒了。

所以对于中暑、急性昏厥，布荆有醒神开窍的功效。

布荆最神奇之处是能够助孕，壮腰脚。

养猪的老农发现，用布荆兑在饲料里给猪吃上几个月，可提高猪的繁殖能力。

更有意思的是，小鸡、小鸭淋雨后，双脚发软走不动。有经验的老农会从路边折来一大把的布荆，铺在笼子里，把脚软无力的鸡、鸭捉到笼子里。一段时间后，鸡、鸭的脚又会有力，可以重新地站起来。

因为鲜布荆枝气味芳香，可以把鸡、鸭脚上的湿气排走。

老年人，白天咳得厉害，晚上天凉又没那么咳；夏天天气热咳得厉害，秋天天气转凉又好一点。

这时我们用炒布荆煮水送服黄芪口服液，喝上一段时间后，老人咳嗽就会好。

老师的一个亲戚，咳嗽严重，感觉肺都被咳出来，到医院治疗效果不好。

他听别人说用炒布荆煮水喝可以止咳。于是，他就试试，没想到真有效果。

现在，这位亲戚天天都会用炒布荆煮水喝上一两杯。

老人除了怕咳，还怕喘，像急性哮喘发作的老人，用炒布荆兑些白糖煮水喝后，可缓解哮喘。

所以，年轻人送老人最好的礼物不是高营养的蛋白粉、燕窝，而是价格经济实惠、药食同源的炒布荆。

有些小孩子莫名其妙地哭闹，不是感冒，又像感冒，去医院打吊针也打不好，反而越打越严重。

有经验的老人就知道，孩子必是被吓到了，气闭了。

这时，我们用鲜布荆叶捣烂后兑些红糖，给孩子喝下去，孩子的情况就会缓解。

布荆炒过后可以用来做茶饮，说明具有保健的作用。

五经富镇的包粄虽然各家口感不一，但每一家都会用布荆煮水后供给顾客饮用。

另外女性坐月子时，用山苍树、布荆树、枫树的枝叶，煮水洗头洗澡，可预防月子病。

我们用布荆做成枕头，垫在颈部睡觉，预防颈椎病、高血压、改善老年人睡眠，具有祛风、舒筋活络、安眠的效果。

逢年过节，我们大鱼大肉吃多了，用布荆泡浓茶饮，可以去油脂。

朴实的山里农民，会把布荆作为礼物送给城里的亲戚，因为荆子与金子同音，有"贵如黄金"的寓意！

当地有一句话，赞誉布荆"小儿防惊，学生清脑，中年安神抗疲劳，老年延年益寿"。

今天义诊患者不是很多，老师说："患者不多的时候，我给大家讲讲草药方面的知识。大家回去后，要自己多复习。大家只有反复学习一味药，了解熟悉它的功效，才能更好地用于临床。这样比学得杂、学得多，更容易掌握草药。'兵不在多，而在精。'同样，药也不在多，而贵在精。我用来用去就二十几味药，却可以治疗各种疾病。

同时，大家要把中医基础学扎实了。大家只有根基扎牢固，才能稳步向前，建成高堂广厦。学习中医不可能一蹴而就，要记的必须记住、要经历的必须要经历、要走的路必须要走。成功从来就没有捷径。"

一位妇人过来说："医生，我最近胃不消化，不想吃东西，有点口臭。"

老师把完脉后说："夏天无病常带三分湿。你这是把从冰箱里面拿出来的冰水直接喝到肚子里去了。"

老师说："想要胃好，要注意五点。第一，慢点；第二，少点，别吃太饱，七分饱刚好；第三，凉饮别入肚；第四，饭后百步走，活到九十九；第五，保持规律的生活饮食作息。"

妇人听后点点头，我愿她真的能听到心里去。

老师开方，四逆散加陈皮、炒麦芽、藿香、佩兰、小茴香、厚朴、桔梗、木香，三剂药。

陈皮、炒麦芽健脾消胀；藿香芳香化湿。

佩兰性平，解暑，用于脾经湿热所致的口中甜腻、口气腐臭。

小茴香理气和胃。治疗因食冰冻饮料引起的少腹疼痛，小茴香为首选之药。

义诊后，老师说："今天讲到布荆。现在，我带大家去喝五经富有名的布荆茶，顺便吃个早餐。"

于是我们随老师来到一家远离喧闹街道的早餐店。落座后，老师点好包粄，提出店家最浓的布荆茶壶，为我们每人倒上一杯茶。

我闻着淡淡的茶香，尝了一小口，味道微甘。因为布荆茶的口感不错，很快一杯就被我喝完了。

吃完早餐，林总、林太特地到药店买了当地的布荆回中山。愿林总夫妇身体健康，万事如意，一路顺风。

今天立秋，老师带我们播下花生种子。秋天，我们可以收获地瓜、花生；冬至，我们可以收获淮山药。

我们种完花生，天突然下起雨，幸好有竹屋可以避雨。

老师说："金宝干活有进步。干活不说话，说话不干活。人边说边干活最耗中气，最容易累，也干不了多少活。"

金宝问："那不说话，但我脑海里会想事情怎么办？"

是呀，我也会这样，但我觉得脑海想事情是下意识去想。既然是我下意识去想，是不是也可以下意识地不去想；或者我下意识地背诵发愿文，断掉杂乱无章的想法。

想或者不想，都由自己掌握。

老师听后，哈哈地笑说："那你就把手里的锄头锄快点、镰刀割快点，那样就没工夫想了。"

嗯，是的，这也是一个很好的办法。雨来得快，去得也快。雨停后老师又带我们翻地。

老师说："这块地翻出来，我们先种上地瓜。"

汗，老师对地瓜太情有独钟了。

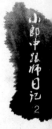

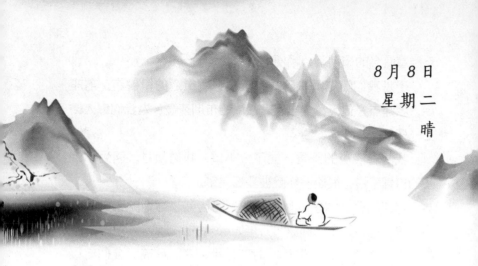

8月8日
星期二
晴

13.

疮科奇药——马齿苋

今天老师要讲的草药家喻户晓，且生命力顽强，它长于菜园、农田、路边。因为它的叶子长得像老鼠的耳朵，当地人就叫它老鼠耳，又称马齿苋。

马齿苋的根是白色，能够降肺部的热；茎是浅绿色或带暗红色，能够疏通血管；叶子是绿色、扁平、肥厚，能清肝火，减轻肝的压力；花是黄色的，可除肠道里的一切湿热；花籽是黑色的，可入肾，增强肾功能。

白绿红黄黑，马齿苋五色俱全，五色入五脏。五种颜色都能体现出来，所以又叫五行菜。

马齿苋味酸，酸涩收敛涤污脓。马齿苋可以把肠道内的污脓洗得干干净净，是胃肠道的清道夫。马齿苋性寒凉能清火热消炎。

　　老师在龙山修学的时候，因为山里打吊针、买药都不方便，经常有身体不适的当地村民找到老师看病。老师只能用大自然药库为当地村民解决疾患。

　　有一个茶农，肠炎反复发作五六个月，发作时，腹痛，吃不下饭，小便黄，眼睛也黄。

　　老师让他用一味马齿苋，开水焯后，拌上佐料当菜吃。

　　那茶农倒也蛮实诚，听话照做，吃上一段时间后，肠胃里的浊气、黏痰全部被扫了下来，排出体外。肠胃一干净，人就感觉很舒服，所以说"汗出一身轻，肠通一身净，肠胃干净百病除"。

　　有人问："是不是田园里的任何草药都可以治疗腹痛、小便不利、鼻炎、眼睛红？"

　　老师说："我们治病只要分清了阴阳、表里、寒热、虚实，大方向对了，治病就会有效果。"

　　就像你要去到某个地方，你不能朝它相反的方向走，那样就算你有充足的物资准备，也到达不了目的地。

　　我们听后，点点头，都明白南辕北辙的道理。

　　老师说："山里的村民，病最好治，也最容易治好。因为他们纯朴，思虑少，同时下田干活，身体最容易恢复。"

　　的确，现在很多人四处求医，但对于医生开的药方要仔细琢磨，导致思虑过多，暗耗心血，反而不利于疾病的恢复。

　　患者对医生的信任，是疾病治愈的前提条件。当然，疾病治愈也需要医生的医德、医术高。

　　老师说："在山里居住，被蜜蜂蜇到、虫子咬到是常有的事情。这时，如果我们弄上一些鲜马齿苋捣烂，敷在被蜇的患处，麻痛感就会慢慢地消散。"

古书上有记载，马齿苋捣烂取汁涂抹可以疗蜈蚣、蝎子、毛毛虫蜇伤的伤口。因为马齿苋性寒凉可以消炎，味酸涩可以敛污脓，味酸的草药可以把虫咬伤的脓包洗涤干净。

记得我女儿三岁的时候，她在山里面不小心被蜜蜂蜇了一下手指，痛得她大哭。

我束手无措。后来，我婆婆把家里常用的生姜捣汁，涂在她的手指上，才慢慢消肿。

现在越来越发现，家里有一个会用草药的亲人是多么重要。

张仲景在《伤寒论·序》讲："怪当今居世之士，曾不留神医药，精究方术，上以疗君亲之疾，下以救贫贱之厄，中以保身长全，以养其生。"

马齿苋还可以治疗小便刺痛、尿血。一般小便问题，会立马想到车前子，但如果找不到车前子，那么马齿苋就可以派上用场了。

我们可以把马齿苋剁碎，包在饺子里，吃下去后，利于热毒排出体外。

我们平时可以采一些马齿苋炒着吃，或者是凉拌着吃。现在正是吃马齿苋的季节。

俗话说，食其时，百骸理。我们吃一些当地应季的食物可以达到清理肠胃的效果。

另外，在五经富，我们用马齿苋配上杠板归捣烂，可以治疗带状疱疹初起。

马齿苋清热消炎，杠板归就是浑身长满刺的藤，藤木通风定祛风，枝叶带刺皆消肿。

我们把这二药捣烂敷在疱疹上，痛痒立止，立感清凉，这就是草药外用的神奇。

小孩身上长疮或大人手上长疮，都可用马齿苋捣烂外敷、绞汁涂抹或兑蜂蜜水，酸酸甜甜喝入肚中。

长疮之人，重要是在饮食上忌口，清淡饮食，忌鱼虾蛋奶、厚腻之品。

因为疮喜欢吃鱼虾厚腻之物，只要清淡饮食，就把疮的粮食给断掉了，粮草一断，顽疮就被饿死了。

所以清淡饮食对我们身体的安康很重要。

马齿苋性味特别：五色入五脏，味酸涤污脓，寒凉清热消炎，最善解痈肿热毒，可捣烂、可绞汁、可炒、可凉拌，是一味药食同源之品。

但药终究是药，草药可以帮助人体一阵子，却不能帮一辈子。我们只有从饮食起居上注意预防养生，身体才能安康。

有一位阿姨比较肥胖，一过来，就一屁股坐下，撸起裤腿，挽起衣袖，嚷嚷道："医生，你看我手上腿上，长了一些疮，感觉很痒。"

我站起来，探头一看，阿姨的手上、小腿上确实都有密密麻麻的疮，颜色不红，像被蚊子咬的。

老师给她把完脉后说："你性子太急了，心胸要宽广点。大便也不好。"

说完，让我用四逆散加颈三药、火麻仁、陈皮、炒麦芽、荆芥、防风、川牛膝，仍是三剂药。

老师让阿姨自己去采鲜杠板归、五加皮煮水洗澡。

老师让阿姨少食肥甘厚腻之品，鸡蛋、牛奶什么的就不要吃了。

阿姨说:"我每天一个水煮鸡蛋补充营养。"

老师说:"你大便不好,吃下去的鸡蛋全部变成了毒素,积在肠道里,发在皮肤上。再吃鸡蛋,你就不要再找我看病了。"

是呀,对于那种油盐不进的患者,只有用严厉的口气,才能让她听到心里去。

一会儿,阿姨拿着满是刺的杠板归过来了,问老师:"医生,五加皮我知道长啥样。你说的杠板归是不是这藤?"

老师看着她手中拿的杠板归说:"没错,就是这个。你用这藤和五加皮煮水,等开水是温的再去洗,不要加冷水。"

阿姨点点头,走了。

义诊后,我和胡老师去到药店,买了黄芪、枸杞子、党参回去泡水喝。水味道微甜,气味清香,我喝上一小口,不多久就感觉大脑没那么混沌了。

我看书久了,总感觉氧气不足,不知道以前的学者是不是也会备上一杯这种茶来补益大脑。

反正,我觉得自己选的中药材要比制造出来的补品更让人放心,价钱更便宜。

下午我到田里时,农场很热闹。

金宝说:"来得晚的人,到时锄头都没有喔!"

我嘿嘿笑,说:"没锄头,我可以用镰刀啊!只要眼里有活,农场里的工具,都可为我所用。"

铲完三垄地后,老师说:"昨天还有一些花生没种完。大家把田头的地锄锄,我们种上花生。"

于是,大家一起翻土、开沟、撒花生种、埋土,整个过程一气呵成。

人多力量大。大家一起努力,才能把事情做得更好。

8月9日
星期三
晴

14.
鬼针草——降压泡茶方

早上5点45分，外面下着毛毛细雨，我考虑到伞落在农场的竹屋里。于是我把自行车推进屋，披上雨衣，骑着小美借给我的电动车去龙江亭。骑到半路时，毛毛细雨变成了瓢泼大雨，我只得先找地方避雨，打电话给小美，被告知她已经到了桥下，她还真够早的。

等雨稍小，我骑车继续前往刘屋桥下。

幸好有小美的电动车，否则我不仅衣服被雨淋湿，还会迟到。

当初，老师带我们在桥底下修路，建练功场地。这不仅惠及了当地的村民，让村民来河边洗衣、洗菜更方便，我们也跟着受益，能在练功场地义诊、讲草药。

桥下，我们围着老师，听老师讲草药。

桥外的大雨丝毫影响不到我们。

老师说："军训最舒服的日子永远在昨天，知识最精彩的讲解永远在明天。"

今天讲的这味草药喜欢生于路边、荒地，花是白色或黄色。

有意思的是草药的籽，像一包针带两个刺，有刺皆消肿可开破。所以，该草药具有散瘀消肿的功效。

草药味甘淡苦，性微寒，具有清热解毒的功效；归于肝、肺、大肠经，能治疗肝炎、肠炎、上呼吸道感染、跌打损伤、皮肤瘙痒等。

最具有传奇色彩的是，这味药对血压具有良好的双向调节作用。高血压患者服了此药可使血压降低；血压偏低者用此药后，可使血压升至正常。

这味草药就是鬼针草，又叫盲肠草。因为鬼针草的籽像一包针，当地的居民很亲切地称为一包针。

我发现接受阳光雨露的野外植物，像薄荷、马齿苋、蒲公英等都生命力顽强、繁殖能力旺盛。

而鬼针草也不例外，它的种子能借风、流水、动物的毛皮，甚至过路的人类传播。

老师说："在五经富，当地居民很喜欢用鬼针草治疗风热感冒。"

有一位村民感冒了，刚开始不相信路边、野外里随处可见的野草可治疗疾病。

于是村民跑到医院打吊针，每次打完吊针，感觉人很疲倦。村民寻求老师的帮助。

老师了解情况后，说："你不用吃中药。你去路边拔上一大把鬼针草，用它煮一桶热水，拿一块大毛巾把头盖上，把头伸进桶里，用蒸汽熏头，熏上一两次。保你感冒好！"

那人一听，觉得有意思，想不到用药熏头可以治疗感冒。

于是，村民自己采来鬼针草，煮水熏头。他没想到，这一熏，从头到脚，微微出汗。肺主皮毛，开窍于鼻，鼻窍一开，毛孔一通畅，感觉浑身清爽通透。

村民根据老师交代他的，蒸汽熏头后喝上一碗热粥，好好睡上一觉，醒来感觉感冒全好了。村民不敢相信，折磨他几天的感冒，出点微汗，毛孔一通，就好了。

殊不知毛孔对我们身体是多么重要。有一个国外案例，实验者把油漆涂在测试者身上，油漆还没全部涂完，测试者就开始出现窒息，在去往医院的路上一命呜呼了。

所以，大家别小看毛孔通透性的重要。毛孔的一呼一吸都我们的生命息息相关，特别是不经常出汗之人，体内毒素无法通过汗液代谢出来，郁积在体内，五脏六腑易产生疾病。

这也是有人不小心割伤手指后，粘上创可贴，皮肤易发炎感染的原因。毛孔也要呼吸，缺氧也会难受。

为什么现在的女性朋友易患盆腔积液、卵巢囊肿？除了一些客观的因素外，最主要的是当代女性喜欢待在空调房里，害怕晒太阳，久坐不动，不爱运动，不出汗，毛孔闭塞导致体内的毒素出不来，外面的阳气进不去，身体内无法形成阴阳的对流。

在中医看来，积液也好，囊肿也罢，都是人体内水液代谢不正常。只要人体代谢正常，汗液排泄顺畅，疾病立马就能够好。

鬼针草的另一个作用是可以开鬼门，即发汗。

据相关文献报道，鬼针草对血压具有良好的双向调节作用，高血压患者服了此药后，可让血压降低，低血压患者使用药后，可使血压升至正常。

有一个草医，他的朋友高血压多年，身体对降压药已经产生了抵抗力。

草医为了帮他朋友治好高血压，也算是拼了。他四处翻资料、查文献，思考高血压产生的原因。

现代人生活条件越来越好，大家不用下地干活，天天大鱼大肉，暴饮暴食，导致肠胃堵塞；吹空调后，身体毛孔闭塞，汗液排泄不畅；或久坐不动等使体内血管变窄、血液变稠，时间久了，产生了高血压、高血脂、痛风类的疾病。这也是高血压患者越来越多的原因。

医圣孙思邈发现，每逢国家大丰收时，百姓生病的特别多，相反，不丰收的年代或贫穷时，百姓生病的反而少。这是因为丰收年代百姓必定生活富裕，大吃大喝，导致生病概率增大，甚至暴饮暴食后会暴死。

逢年过节后，医院患者增多，而患者的病证多是由年节期间饮食过饱或过食肥甘厚腻引起。

话说，草医翻遍相关医学典籍后，发现鬼针草具有散瘀消肿，消食消积的功效，最主要的是鬼针草的籽是带刺的。

于是草医采来鬼针草给他朋友煮水喝，或凉拌、清炒。

结果，草医发现朋友的血压降下来了。他又想，高血压之人多因过食肥甘厚腻，如果加上一味山楂消肉食积滞，是否效果更好？

于是，"鬼针草 10 克，山楂 5～10 克，大枣 8～10 枚"

的泡茶方出现了。

该泡茶方长期饮用，患者血压、血脂可以降下来。

在家里煮汤的妇人都知道，像骨头、牛羊肉不易炖烂，但放上几颗山楂一起煲汤，肉就易炖烂。

老师说："现代人如果记住慎风寒，节饮食，戒嗔怒，惜精神十二字，可以让身体少生病或不生病。"

所有的病，也都可以用这十二字去调理，同时这也是老师用四逆散为汤药底方的原因。

最后，老师说："我用一节课讲完一味草药，你们要花上十天半个月查阅这味药的相关典籍、文献、报道，要把这味药研究透，才能够触类旁通，才能够唯自己所用。否则，很多草药你只学到表面，学不到很多东西。与其千方百计打几十口井，喝不到井水，不如专心打好一口井，只要这口井打通了，全村的人都可以喝上井水。学问之道，不在于多，而在于精，用兵之道，不在于泛，而在于良。

我下田干活，不管是割草还是锄地、铲土，都需要专心致志，追求极致。前两天，林总和我们去干活，他拿上镰刀后就专门割草。田埂上的草，全让林总一人割完了，抓住一件事一心一意地做，所以这类人不简单。简单的动作重复做，叫功夫，重复的事情开心做，叫境界。那样，成功是早晚的事情。"

吴京拍的电影《战狼2》很火，他为什么能成功？这是因为吴京花了十多年锻炼自己，不断寻找适合自己的角色。人生就是不断寻找自己的角色与位置，找到适合自己的，对国家、社会、家庭、个人都有利。我们做的事情不能只对家庭有利，更不能只针对个人有利，那样肚量太小了，干不成大事，也没有使命感。我们做自己很喜欢的事情，并且对国家、社会、家

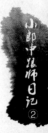

庭、个人都有利，就会废寝忘食、尽心尽力。毫无疑问，成功是必然的事情。

学习知识其实很简单。我们学一味草药的功效简单，但学到底，研到透，能抓住一个点突破，对于草药的理解和运用就有质的飞跃……

人生，就是不断地寻找合适自己的角色与位置，最终成为对国家、社会有利、对事业有使命感的人，不断地突破自己。

我总觉得，人在这世上走一趟，都有自己的责任与定位，相夫教子也好，救死扶伤也罢，关键是自己喜欢，并且能够持之以恒地做下去。

我希望自己能够像自己名字一样，润物细无声，默默地普及中医知识，并帮助到更多的人。

有一位阿姨等老师讲完课后，凑过来，高兴地说："医生，我吃了你开的药，睡觉好多了，脖子也没那么疼，心也没那么烦了。"

说完，阿姨从兜里拿出老师开的处方。

我探头一看，药特别简单，就是四逆散加颈三药（葛根、丹参、川芎），另加陈皮5克。

我没想到，八味药能够有如此大的效果。

老师倒是很淡定，习以为常地说："思虑少、多干活的人，病最容易治。患者能够遵从医嘱，听话照做，医生轻松，病也易好。"

阿姨八成是吃药上瘾了，还缠着老师再开几剂药吃。

老师没辙，继续开三剂药给她。

四逆散加痛痒三药（丹参、石菖蒲、威灵仙）、葛根、川芎、陈皮、黄芪。

阿姨拿了处方后，乐颠颠地走了。

从阿姨的言行举止中，我能够感觉到阿姨对老师的信任、对生活的乐观。阿姨心态好，积极阳光，就像太阳，走到哪，哪儿亮。

阿姨的生活态度，是我要向她学习的地方。

下午，我到农场时，发现队伍里有从云南过来的任老师、王老师，从贵州过来的老师，还有丰顺的张老师。他们一起到田里，体验农活：铲土、锄草、割草。

劳动不在于你干了多少活，而在于你做一件事情，是否用心，是否能从中感悟到平时你悟不透的人生道理。

老师常说，别小看割草、锄地。你表面上是割草、锄地；再高一层面，是对身体的锻炼；再往高一层面，割草、锄地犹如人生。大家看的高度不一样，境界也不一样。

最有意思的是，张老师说："我干活还没过瘾。老师是否可以牵一盏灯过来，干到晚上八点。"

我听后汗颜。

老师听后，哈哈大笑，要张老师明天早些过来田地里做事。

老师对金宝说："在这里，你要找到自己的定位，千万别消耗了最好的时光。"

金宝点头称是。

随后，老师又把带过来的桂圆和香蕉分给我们。

我只拿了一些桂圆，至于香蕉，吃了对我的肠胃不好，我没有要。

一天又过去了……

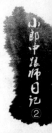

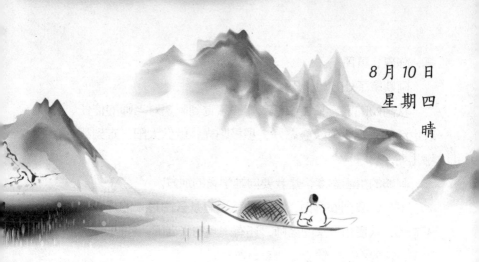

15.
鼻炎奇药——苍耳子

新的一天开始了，当天边的云彩微有红晕，我就出门去往龙江亭。

最近，从外地慕名而来的中医爱好者多了起来。早上，老师讲草药，听课的人也多了起来。

《药性赋》曰："苍耳子透脑止涕。"

没错，今天我们要讲的是苍耳的果实，浑身长刺，叫苍耳子，也叫虱母头、苍浪子、老苍子。

苍耳子喜欢生长于平原、丘陵、低山、荒野路边、田边，在岭南地区遍地可见。

苍耳子的叶子，我们用手摸感觉比较粗糙，揉开后放在鼻子下闻闻，有芳香醒脑之味；其茎皮制成的纤维可作麻袋、麻绳。

苍耳子味辛苦，性温，有微毒，但可用于作猪的精饲料。

苍耳子可以发散风寒，是感冒药，可以上通鼻窍治疗鼻炎；可以祛风湿，治疗风疹瘙痒、疥癣麻风、风湿痹痛，还可以防治蛀虫。

苍耳子配上樟脑，还可以杀虫。它的功效如此多，就像海陆空战队一样，无所不利。

老师说："苍耳叶有毛，能祛风，带角，能通血管；种子有刺，能开破。"

草药功能口诀有一句，枝叶有刺可消肿。

另外，有关苍耳子有一句药物谚语，一定要记住："诸花皆升，唯旋覆花独降；诸子皆降，唯苍耳子独升。"

这句谚语意思是很多花类药的药性是往上升的，唯有旋覆花是降的；所有子类药的药性是下降的，像枸杞子、五味子、车前子，吃下去后，可降到腰肾，但苍耳子吃下去后，却可以进入督脉，药性往上升，将堵塞的鼻子冲开。

假使家里开了药房，我们用炒苍耳子，辛夷两味药研粉，装入罐中，碰到感冒流清涕，打喷嚏不止的患者，包上一包药粉，让患者开水冲开温服后，可以通鼻窍，治疗风寒感冒或者鼻炎。

有一个偏头痛病史一年多的患者，这次感冒鼻塞后，偏头痛加剧，找到老师，要老师开一些中药喝。

老师说："你去药房买苍耳子、辛夷各5克，打粉，用酒温服。"

患者服后，鼻窍通了，偏头痛也好了。

原来，治疗偏头痛一定要开鼻窍。人的鼻窍开，血脉就变得宽大。

如果患者有耳鸣耳聋，我们用苍耳子配上通气散（柴胡、香附、川芎），就可以达到更好的治疗效果。

上个月，在珍仔围义诊时，有一个小伙子患慢性鼻炎，看过很多医生，吃过很多药，都没有多大效果。小伙子暑假放假回家，找到老师。

老师说："当你看多少医生、吃多少药都行不通的时候，你就要提高自己的正气。你看到操场上练功的孩子们了吗？你去和他们一起锻炼。"

小伙子听后，说："医生，我觉得吃点药好得更快。这病困扰我多年，周围的村民说你开药很厉害。我想吃中药配合练功。"

老师给他用四逆散加苍耳子散（苍耳子、薄荷、白芷、辛夷）、黄芪、党参。三剂药。

苍耳子散这四味药都有芳香开窍的作用，苍耳子带刺能开破，入督脉到鼻腔。

辛夷又叫木笔花，上行于头面。花木攒了一个冬天的能量，像笔杆子一样直冲天空，再开一朵花，直冲云霄，朝天上打开。所以辛夷服用后，药性属升，入督脉到鼻腔。

我们可以在家准备一些辛夷粉，平时感冒鼻塞、鼻痒，加点姜枣，水冲服，就能够迅速通鼻窍，提高抵抗力。姜枣就像粮草，苍耳子、辛夷，就像在外面打仗的将军，将军把风寒赶出体外，粮草及时供给补充能量。

白芷是风药，巅顶之上唯风可到，更何况是鼻部。白芷能够让我们体内白色的液体止住。另外，白芷还有美白祛斑的功效。

小郎中跟师日记②

薄荷叶宜清风消肿之施，可消风邪、鼻子水肿；加黄芪、党参，可培土生金。

慢性鼻炎反复不好，一是运动量少，二是肺活量小。

肺开窍于鼻。中医治鼻炎不治鼻，而是治肺，黄芪、党参可提高肺活量，再配合运动锻炼，多晒太阳，没有治不好的鼻炎。

有一位顽固性湿疹患者，抓哪哪痒。对于这种游走不定的湿疹，我们要用祛风、行气之药。

苍耳草浑身长细毛，叶带角，果实浑身带刺，像刺猬。

老师让患者拔几棵苍耳全草，配上薄荷，水煮开后，把这两味药放在锅里滚上几滚，焖煮后再把水倒出来，用温水洗澡。温水可以行气活血，发散风寒。我们治疗痱子、风湿痹痛都可用此法熏蒸后再洗澡。

我们还可用苍耳根煮水后兑红糖喝，因为治风先治血，血行风自灭，红糖为红色，入血分。

老师说："治病在五脏上转不通时，要调阴阳。一气周流，五脏的生克关系是虚实，阴阳，和气流通才是中医的大秘密。"

有人找老师看病，还没摸患者的脉，老师心里就有药方了。

有人拖着腿过来，老师会用苍耳子、羌活。

有人头部前倾，这是急性子之人，用芍药、甘草缓急。

有人非常疲倦地来看病，柴胡量大点，升阳。

有人亢奋、激动、话多，芍药、甘草量大点，柔肝缓急。

柴胡、甘草是加油门；白芍或枳壳配甘草是踩刹车，偏于外散的，加重白芍内收；偏于上亢的，加重枳壳破降。

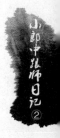

所以车要开好就要握好方向盘，加好油门，踩好刹车，治病也一样，阴阳表里寒热大方向没错，就达到治病的效果。

所有的疾病都有四个特点。

第一，外感风寒，用苍耳子散。

第二，内伤生气，肝气郁结，用四逆散。

第三，饭桌上的菜太好吃，拼命吃，造成饮食堵塞，四逆散里有枳壳，可以从上通下。

第四，手机里的内容太好看，看到疲劳，精疲力尽，我们用甘草、黄芪、党参、枸杞子。

另外，四逆散还可以治疗毁掉人生的三种气：小气、怒气、傲气！

一味药，一剂方，只要我们悟透里面的理，就可以以不变应万变，以一招敌万招。

苍耳子也好，白花蛇舌草也罢；桂枝汤也好，四逆散也罢，只要我们灵活运用，都可治疗各种各样的疾病。

一方水土养一方人，一方草药治一方病。我们治病用药灵活掌握，才能称得上明医。

上工治未病。老师总会教导我们怎样去预防疾病，慎风寒，节饮食，惜精神，戒嗔怒。

在外防被风寒、空调吹到。

在内防七窍生烟，莲华有种无人种，心火无烟日日烧。

人生气发火一次，三天的能量就没了，动怒是最耗能量的。

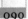
好吃不多吃。大家吃撑一顿，损三日寿命，七分饱，胜服灵丹妙药。虽然手机内容好看、麻将好玩，但熬夜最让人精

疲力尽，良好的作息才能够使我们精气神饱满。

我们守住养生口诀，不受风寒不生气，不吃撑来不透支，有何病患之？

虽然老师念叨，现在他主要以带学生学草药、写作为主。但仍有不少患者慕名而来，人家组团开车找到刘屋桥、龙江亭我们的义诊处，和我们一起学习草药后，再看病。

我们现在发现闭经的女性越来越多。

老师说："这是女性同志运动得太少的原因。大多数女性待在钢筋水泥房里，穿着裙子，吹着空调，引发闭经也是身体在自救。"

老师对闭经的女性朋友处方如下。

柴胡、白芍、枳壳、炙甘草、三棱、莪术、川牛膝、陈皮、炒麦芽、益母草、当归、川芎、茯苓、泽泻。

由于闭经的女性朋友是从外地过来，老师开了5剂药。

老师还教会她空心掌拍血海穴，每天拍200～300下。另外老师让她少思虑，早上、傍晚赤脚徒步半小时或一小时。

有一个慢性鼻炎的朋友，老师用四逆散加苍耳子散（苍耳子、辛夷、白芷、薄荷）、陈皮、炒麦芽、葛根、丹参、川芎、黄芪，3剂药。

老师还交代他多晒太阳，注意劳逸结合。

我相信他听了老师讲的苍耳子这堂课，能够树立良好的养生理念并执行！

上次胃胀、小腹凉、口臭的患者，向我们反馈："我排气后，胃没那么胀了，口臭也好多了。现在每天晚上睡觉之前，我都会把手搓热，双手捂在小腹处，用自身的热暖自身之凉。"

自从老师讲完布荆后，大家都喝上了布荆茶，止渴醒脑。

下午，大家到农场干活时，小美特地带上两大壶分给大家喝。

和我们一起做事的珠姐，从家里带来一大袋杨桃。这是珠姐从自家树上摘的，绿色食品。我尝了一个，味道酸酸甜甜。

我想起，甘甜益力生肌肉，酸涩收敛涤污脓。

酸能生津止渴，甘甜能入脾。

老师问金宝每日草药听整理的进程。

金宝说："我会在这两天尽快完成。"

因为总等金宝把草药听的内容整理出来做参考，我的日记也拖了两篇。但我发现这样不行，自己时间安排受到限制。

于是，我决定自己每天把草药音频整理成文字，抄在笔记本上，写日记时再做参考。这样我的时间安排就不受任何人的影响，还有草药内容的底稿。

这也是我一支笔芯平均只用两三天的原因。

金宝为租房子的问题烦恼，她和胡老师住的房子地理位置好，正好在镇中心，唯一不足的就是房间有点暗。

以前的人建房，窗户开得比较小，厕所下水道稍有点堵。相比较，我觉得我住的地方还不错。虽然大车子开过去时，有点吵，像 3D 立体环绕的效果，但如果我不刻意去听，也无所谓；偶尔还停水，也不是问题；离义诊农场比较远，但房东借了一辆自行车给我，每天的路程就当是锻炼了。

晚上，老师发了一条信息给我们："人其实很简单，在创业之初，只要有个地方吃住、有个师父教、又有好书看，哪有什么比这个更幸福的呢？"

我想想确实是幸运幸福的，不用担心吃住，还有师父借我好书看，有一群志同道合的朋友，人生何求？

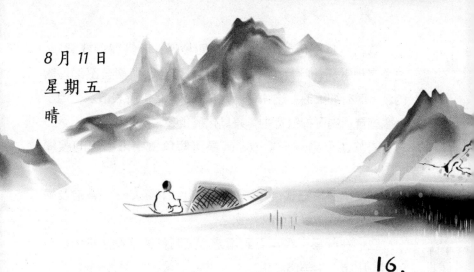

8 月 11 日
星期五
晴

16.
四个时代病与饭桌上不可或缺的紫苏

每天不用闹钟，我都可以在 5 点自然醒，想想今天又可以学到一味草药，心里感到莫名的兴奋。

我翻开《药性赋》开始读了起来，时间太早，怕声音太大影响隔壁家休息。倒是楼下那只公鸡，每天 5 点 20 分，都会喔喔地叫，有时三声，有时四声。

老师说："道非术不行，术非道不远。我们既要重视自身的内在修养，也要重视外在药物的使用，鼓励我们多读书。"

老师有好多书，我们尽管去借回来看。老师讲草药后，让我们多观察、多品尝这些草药，特别是药食同源的草药。

今天老师讲的这味草药不简单，在很多农村的菜园里都有种植，路过时可闻到草药独特的清香。

草药茎是绿色或紫色的，呈四棱形；叶阔卵形或圆形，边缘有粗锯齿，叶片朝阳面是绿色或紫色，背面全部都是紫色，上面有细柔毛，这味草药就是紫苏，外能解表散寒，用于风寒感冒；内可行气宽中，兼具化痰止咳之功。

紫苏还有另一个功效，就是可解鱼蟹中毒引起的腹痛吐泻。

明代李时珍记载："紫苏嫩时有叶，和蔬茹之，或盐及梅卤作菹食甚香，夏月作熟汤饮之。"

我们在餐桌上经常看到用紫苏烹制各种菜肴，特别是在鱼蟹、田螺、牛羊肉汤里。

在韩国商店里有紫苏泡菜罐头销售，人们甚至用紫苏开发出食用油、药品、化妆品。

在日本，紫苏也是人们的生活必需品，生鱼片里、寿司里、护肤品里都有紫苏的身影。

在国内，紫苏的应用也到了极致。我们除了在餐桌上可见到紫苏，在零食中也有它的影子，比如紫苏话梅、紫苏姜、紫苏玫瑰花、紫苏陈皮……

有一位患者双脚浮肿，常规治疗后总不见效果。患者到医院打完吊针，双脚肿胀更严重，找到老师。老师听了他治疗的经历就问他："你脚肿之前吃什么了？"

患者想了想后说："那段时间，家里池塘的鱼缺氧，死掉了。鱼卖不了那么多，又舍不得丢掉。于是，我顿顿吃鱼，把鱼当饭吃。"

老师又问："你有没有加紫苏、生姜之类的炒？"

他说："没有。我天天炸鱼片，不需要紫苏、生姜。"

老师一听，找到了疾病的根源，鱼生痰，肉生火，青菜豆腐保平安。患者过多吃鱼片，导致腥毒堆积在脏腑，痰湿积留脚下，消炎利水药用后，哪会有什么效果？

老师问他："你家里中有紫苏、姜吗？"

他说："田园里到处都是。"

对于草药，真是识得且会用之人是宝，不会用之人，紫苏是紫苏，生姜是生姜呀！

老师让患者采一把紫苏，再加一把生姜，水开后再把紫苏放进去，煮出又香又辣的解毒汤喝下去，就可以了。

患者问："我不用再吃中药？"

老师说："你先吃两天紫苏生姜汤再说。"

村民听话照做，吃一次后向我们反馈紫苏生姜汤又香又辣又好喝，且效果明显。

我们被他逗乐了，患者吃了两三天，体内的毒素慢慢地排出体外，脚肿就像退潮般消失了。

吃了鱼蟹后，有些人会腹痛呕吐，这种情况易找到病因对症治疗；有些人是鱼腥毒留脏腑，引起其他病变，时间久了，不知道病因，治疗起来也比较棘手。

老师交代村民："以后鱼不可当饭吃。另外你煮鱼的时候，记得加上一些紫苏、生姜之类的佐料进去一起煲。"

老师告诉我们："人们吃了田螺、鱼蟹、香菇这些食品，产生的是寒毒，用绿豆解不了，必须用紫苏、生姜来解。"

我记得老师跟师学习时，尝半夏时要用生姜解毒。

于是我问老师："半夏是否用生姜解毒？"

老师说："是的。不过，你想要记忆深刻，就得自己去品尝。"

我心想，这半夏长什么样，我都不知道，顶多在百度图

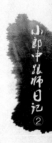

库里浏览过。有机会，我还真的要尝尝。

有一个草医，水平不咋地，但见地高明。凡是找他看病的患者，他开方就是平胃散加紫苏。

老师知道后，去拜访请教他为什么用这个思路治病。

草医知道老师在当地的一些传闻，所以他很乐意与老师探讨交流。

草医说："来找我看病的人，都是在别的地方治了很久都治不好的患者，体内全是中药毒、西药毒、鱼肉毒。我用紫苏解患者体内的鱼蟹毒药，用平胃散恢复患者的脾胃功能。"

所以，平胃散专治饮食不节、饮食中毒的百病。

老师听后，豁然开朗，说："当今时代病有四个，如果我们能悟透，看病会变得轻而易举。得其要领，易如拾芥，不得其要领者，难如登天。"

现代人生病不外乎是易发怒；喜欢暴饮暴食，损伤脾胃；喜欢熬夜，损精神；喜欢吹空调，久坐不爱动。

这四个方面，哪方面偏重，就哪方面用药偏重点。

四逆散偏重于戒嗔怒，调情绪。

平胃散偏重于节饮食。

香苏饮（香附、苏叶、陈皮、甘草、砂仁）偏重于慎风寒。

四君子（白术、党参、茯苓、甘草）配腰三药（黄芪、杜仲、枸杞子）偏重于惜精神。

现代人由脾胃引起的疾病实在太多。

老师说："在余老师百草园中种得最多的草药就是紫苏。"

老师又说："现在城市环境受到污染，废气、废水、废渣。雾霾导致我们呼吸系统的疾病日益加剧，空气环境的治理刻不容缓。"

很多人患上了慢性支气管炎、支气管哮喘、顽固性咳嗽，我们中医有一个有名的方剂，就是三子养亲汤，由紫苏子、白芥子、莱菔子组成。

紫苏子降气化痰，止咳平喘。

白芥子温肺化痰，利气散结。古人云："痰在胁下及皮里膜外，非白芥子莫能达之说。"

莱菔子消食导滞，下气祛痰。

紫苏子和白芥子、莱菔子的配合，可以把胸肺里的痰浊刮下来。

一个地方周围空气不好，居民易患皮肤病；有雾霾，居民易肺不好。

一个地方的河流受到污染，居民患血液病的增多。

一个地方是不夜城，灯火通明，居民的肝脏得不到休息……

习来千句少，悟透半句多。

老师说："就像我现在讲草药，有人觉得我讲一百味、一千味都没听够听明白，但有人讲一二句就悟透了。有人读《金刚经》千遍，不开悟，六祖读《金刚经》一句就开悟了。悟透了，半句话可成为你们一辈子的仰仗。"

听了老师的话，我想了想，我哪有六祖的天赋，一句话就能够悟透《金刚经》，还是踏实地学好一百味药吧。量变总会产生质变，我每天有一点点的小收获就好。

另外，紫苏可以治疗风寒感冒初起的症状；可以理气安胎，治疗胎气上逆，气滞胎动不安；七情郁结，痰凝气滞之梅核气证。

今天义诊，患者很多，其中有一位风寒感冒、耳鸣的妇人，老师随即就给用上了紫苏叶和苍耳子，处方如下。

四逆散加颈三药（葛根、丹参、川芎）、陈皮、炒麦芽、紫苏叶、苍耳子、小茴香。

后来，妇人跟我们反馈："我吃完三剂药后，胸脘满闷感消失了，睡眠质量改善了许多。"

妇人清淡饮食一段时间后，人也特别祥和安静。虽然药物起了一定作用，我觉得心态的改变更加重要吧！

愿天下苍生少些天灾疾病，多些吉祥安康。

义诊后，从贵州过来的中医爱好者因有事要返程，和老师送别时，送了一块香皂给老师。

有趣的是，这块圆形的香皂里有一个小小的人参，像一个婴儿徜徉在水中。我把香皂拿在手里看了看，放在鼻下闻了闻（职业习惯），香皂有一股非常清淡的香气。

我佩服研发人参香皂的智慧者，同时心里有一丝隐隐不安：这么小的人参，不是在泥土里长大，治疗疾病，而是躺在似鸡蛋大的香皂中定格。

下午，2点40分，我们在君悦等老师，随老师去龙山寺院把书搬到五经富来。

天气有些热，我坐在两面来风的车里，仍感到闷热。我想这是要喝生脉饮的征兆吗？

我闭目养神时，车子开到了进叔家。下了车，我发现房子四周全是茶树，像一排排整齐的士兵，清风吹来，人感觉清爽了许多。

原来老师要帮进叔的朋友看病。

一位老人失眠，腰腿疼，睡觉时偶尔流清涎，老师给她用了健脾开胃、滋阴壮腰脚之药。

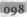

另外两位妇人，一看就是养尊处优的人，老师让她们清淡饮食，不要熬夜，少思虑，每天赤脚徒步。

看完病后，妇人拿红包塞给老师，老师拒绝了。

于是，妇人从车里提出一袋水果，放在我们的车子上。

老师没有再拒绝。

随后我们去到老师以前住过的龙山居委会，老师让我们挑自己喜欢的书，带回五经富抽时间看，又把刚才的水果送了一些给这里的住户。

我们开车上到龙山寺院，有一间房子里全是老师的书。我们用纸箱把书码好，搬到楼下的车子里。进叔用他的皮卡车，把老师的书柜放在车斗里并绑好。

回来时，我坐进叔的皮卡车下山。

进叔告诉我，老师和陈老师在龙山待了三年。两位老师在这里写书，有很多患者慕名而来，有时一天要看八九十个患者。虽然村民们舍不得两位老师离开，但出山能够惠及更多的人，也是件好事。

老师把书放在以前孩子们住过的上车村，进叔又给了老师两个大笋。我们把自己喜欢看的书放在纸箱里，带回了金宝住的地方。

末了，老师把剩下的水果给了我们。我们休息了一会，把水果带到了农场与大家一起分享。

珠姐从自家菜园带来了几株紫苏、薄荷、金不换。从云南过来的任老师，把它们种在了田边，希望它们能够全部活下来。

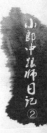

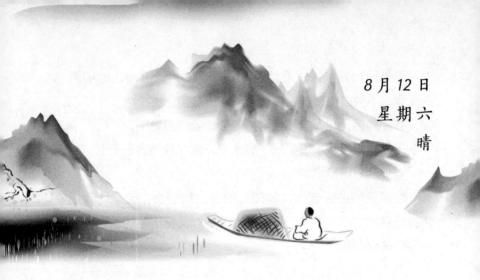

17.
全身是宝的桑树

这段时间九寨沟发生了七级地震、香港暴发了流行性感冒，我们充分认识了人类在自然灾害和疾病面前是多么渺小和脆弱。明天和意外不知道谁先来，我们能做的就是让每一个今天都少点遗憾。

老师先复习昨天讲的紫苏，性味辛温，既能发汗解表散寒，解鱼蟹毒，又能理气安胎；紫苏梗能宽胸利膈，顺气安胎。

今天老师讲的这味普通常见药，浑身都是宝，因为部位不同而功效各异。在农村，庭前院后都可看到它的影子，它就是桑树。

桑叶质地轻，走上焦，能疏散风热，清肝明目。

桑枝在中间能连通上下，条达内外，能舒筋通络，多用于风湿热痹、肢节痛。

桑白皮是桑根的根皮。《药性赋》讲，桑根白皮主喘息。桑白皮能泻肺平喘，利尿消肿，把壅遏的肺气、水肿通过膀胱利小便排泄。

桑葚是桑树的果实。我们小时候一到桑葚成熟的季节，就采来吃，味道酸酸甜甜。桑葚善于补血滋阴，润肠通便，生津止渴，还可以疗内热伤津导致的消渴。

所以一棵桑树的作用，就够我们研究一段时间。

现代人喜欢熬夜，疲劳工作，大鱼大肉，导致眼睛红肿痛的案例最为多见。

老师在二村义诊时，一位眼睛红通通的村民过来一脸郁闷地说："医生，我这兔子眼还有得治吗？周围人都以为我得了什么怪病，都离我远远的。"

老师问他："最近你吃什么啦？"

村民想了想说："这几天村子里有人过世，我去帮忙，完事后就这样了。"

老师跟他说："大鱼大肉，导致内生痰火往上走，眼睛红赤还算是轻的。就像田里的蔬菜，你天天给它用上肥料，它同样也会因营养过盛而枯萎掉。"

村民点点头，说："医生，你看怎么办？要不你开几剂中药给我吧！"

老师说："你这小问题还用不着吃药，不用花钱就可以治好。你到种桑树的人家，采上一大把桑叶，有薄荷的话更好，煮出浓水喝下去，就可以了。"

原来肝开窍于目，黑睛属于肝。暴饮暴食引起的肝肺火热，用桑叶就可以清下去，如果伴有眼睛痒、刺痛，那么可以

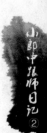

用桑叶配上眼三药（白蒺藜、木贼草、蒲公英各20～30克）煮水喝后，就可以疏散眼睛中的热气。

对于现代很多人所患的各种疾病，老师告诉我们："人想要身体强壮很简单。第一，要排毒，也就是降浊；第二，升阳，人治百病都要从阴阳、清浊、正邪上去用功。八段锦里有一招叫背后七颠百病消，身体要常练，不练就会生病，好像刀闲生锈，人闲生病一样，刀不磨不亮，人不练不壮。中医治病来源于生活，养生保健同样来源于生活。"

有一个血脂高的人，他带来一批桑葚，疑惑地和老师说："为什么同样一棵树上的桑葚，有些特别甜，有些酸，还有些吃下去什么味道都没有？"

老师听后，哈哈地笑，说："因为它们结果的位置不同。你看，太阳下晒得乌黑发紫的桑葚，特别饱满。因为阳光晒得足够，吃下去后还可以暖胃。而那些躲在树荫下的桑葚，个小，酸，还凉。"

所以会摘水果的人一定会摘阳光晒得充足的水果。

从同一棵树桑葚的味道不同，老师悟到，现代人的体质变酸，易患高血糖、高血压、痛风、癌症等各种疾病。晒太阳是让酸性体质变为碱性体质的不二法门，像大自然的植物，沐浴阳光，接受阳光，疯狂成长。

这人听后说："听君一席话，胜读十年书。"

另外，老师让他用桑叶、金银花、制首乌20～30克，泡茶喝，配合绿色运动。服用后，这人的血脂降了，血液的黏度也降了，就连他的高血压也降了，大便也通畅舒服了。

为什么有些人治病，感觉病很难好，不是病有多厉害，而是人是否能悟透里面的法。

老师说:"我们把桑葚晒干后泡酒,对老年人关节痛、肾虚都都可以起到很好的治疗作用。"

诸子皆降。一粒桑葚有一串的子,色黑入肾,特别对老人黄昏时,眼睛模糊看不清,倒上一小杯桑葚酒,用千口一杯饮的服法,慢慢抿,症状就会慢慢消除。因为肝肾力量足,眼睛自然就会明亮。

对于眼睛的治疗,别人用挑灯火的方法,而老师却用添灯油的妙招,通过补肝肾,让眼睛明亮。

老师治疗手臂痛经,经常会用到桑枝和桂枝。因为桑枝和桂枝都是枝节,善于祛除风湿,通达人体四肢经络。桑枝偏凉,适用于风湿热痹,能透达主降;桂枝偏温,适用于风寒湿痹,温通主疏散。

另外,桑枝还可利水,祛风止痒,生津液;桑白皮配上柴胡煎汤代茶饮,可降血压,平痰喘。

柴胡条达少阳之气,助肝疏泄,令气机条达;桑白皮降肺逆气,肺中气降则痰水下行。桑白皮还有凉血止血的作用,单味桑白皮煎水,可治疗倒经。

治病有百法,治病也有百药。当我们可以灵活运用这些草药,治疗疾病,当我们学会一招预防疾病的背后七颠百病消,坚持不间断地练习,疾病就会远离我们而去。

上工治未病。很多时候,老师不仅教会我们治病方法,更多的是教会我们预防疾病的方法。

中午,老师发来信息说:"揭阳市国学馆的林总带孩子和家长来到五经富,特地邀请我们为大家分享中草药及养生之法。"

2点40分,我们到达君悦宾馆,随老师一同去到一家农

103

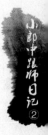

庄。我们到的时候，国学馆的老师正给孩子们讲："欲望少一点，快乐多一点，感恩父母，感恩天地……"

我们一行随林总稍作休息时，老师把布荆茶分给林总和孩子们的家长喝。金宝、胡老师随手在路边拔了一些草药给老师，利用孩子们休息的时间，我们又享受了一餐精神盛宴。

老师给大家分享了5种绿色的健康生活方式。

第一，住在绿色的山里。有一个顽固性皮肤病患者，百药莫效，找到药王孙思邈。药王说："你想要病好，非常容易，住到山里面来。"患者果真搬进了山里，与药王一起进山采药，一起劳作。良好的生活作息与饮食习惯，让他的顽固性皮肤病好了。所以人入山为仙，阴阳调和百病消。

第二，吃绿色的蔬果。"蔬"由草与疏组成，凡是绿色的食物，都有疏通肠道血管的作用。肠胃干净，就算再厉害的流感过来，也不用担心被传染。因为光有炸药，引火线没有火，炸药是点不燃的。

第三，若要身体好，赤脚满地跑。春天抑郁的患者多，可以通过回归大自然，放风筝来解郁。因为平时我们都是低头一族，而放风筝可以让我们仰起头，看到很远的天空。

春天适合拉筋；夏天适合通血脉，让皮肤出汗，不要食凉饮，冻住血管；长夏我们可以练肌肉；秋天我们可以开汗孔；冬天就要藏精髓。春生夏长秋收冬藏，一天也分四季，跑步、看书、写作、干活、打坐。

第四，用绿色的草药疗伤。白花臭草可以治疗伤口出血，止血不留瘀。白花臭草捣烂敷伤口，伤口血立止，并且不会发炎。

牛筋草万人踩，千人踏，可预防流行性乙型脑炎，用于风热感冒、发热面肿、头晕；如果咽痛还可配上野杨桃，或可在少商穴放血。墨旱莲，像佛祖的坐莲，乃止血第一药，尿血、鼻流血都可用，还可以补肾；紫苏解鱼蟹毒……

第五，绿色环保的心生活，爱惜一草一木，生活简单朴素。

尽管主持人不断地说，今天老师没有安排看病，下次再特地邀请老师。但老师讲完后，还是被孩子们的家长拉过去给孩子看病，家长把一个孩子带到老师跟前说："孩子湿疹，抓哪哪痒，手上到处是被抓过的痕迹，大小医院里的专家、主任看了个遍，都没有效果。"

老师说："你带孩子换一种环境生活，不吃任何调味品、海鲜，晚上稀饭拌萝卜干，不吃肉。"

家长说："就这样？"

老师被她逗乐了，说："孩子能做到这些，就已经很不错了。"

回来的时候，小美摘了几朵天绿香的花，说："小时候，我把这些花当耳钉使，很漂亮。"

我一看，确实很漂亮，真的可以戴在耳朵上做耳钉。

林总提出，想见见我们的农场。

老师听后，也挺乐意，先带他来到桥头五经富文化公园，河边凉风习习，让人感觉很清爽。

当知道这是老师带孩子们一起建造时，林总说："不容易。你们能够在长满荒草的河边建公园，服务大众，是一件积大功德的事情。"

随后提出他的农场有很多菩提树，老师如果需要，尽管开口，免费赠送。

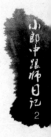

接着林总随老师去了农场。

我随小美去到河边。我们在河滩上，发现一条干死的鱼，小美随手挖坑把它埋掉。

我静静地看着，思绪万千。

之后，我和小美也来到农场。老师为林总介绍农场后，送走了林总，我们则在橄榄树下，把枯草聚在一起燃烧。

下午4点多，太阳威力有些猛，我们在橄榄树下做事是最佳选择。

虽说大火胜湿柴，但由于有很多湿木、湿草，这火烧起来，还是有些不易。

随后，我们又回到田边干活，国晋用镰刀挑着一簇杠板归问老师："老师，这是蛇倒退吗？"

老师说："是的。"

我说："这不就是杠板归吗？原来它还叫蛇倒退，可以治疗带状疱疹。"

老师干活的时候，在一块土中发现一只青蛙，我们跑过去一看，不仔细看还真分辨不出来。因为它和泥土是一个颜色，正一动不动，用傻呆迷离的目光看着我们。

老师说："它还未睡醒，就让它继续睡吧，我们不打扰它了。"

说完，又把泥土盖上了。

老师在田岸边铲土的时候，铲出几条叶子有些大，茎下面有些白的植物说："这是半夏，又叫哑巴草，吃后可让人说不出话来。"

我和国晋看了看说："我们尝尝吧。"

于是我和国晋每人拗一小截放到了嘴里，刚开始还没感

106

觉，不多会舌头感觉麻了，有些痒，喉咙一阵阵发紧，虽然不至于说不出话来，但那种喉咙发紧的感觉确实不舒服。

老师问："感觉怎么样？"

我和国晋把试药的感觉说了。

老师说："你们去找点姜吃，姜能解半夏毒。"

幸好，珠姐的杯子里有紫苏薄荷煮的茶。

我和国晋每人喝了一杯后，那种喉咙发紧感立马消失，舌头也不麻不痒了，真是一物降一物啊！

老师还说："有人刨芋头、吃芋头，手会痒，肚子会胀，手痒用火烤烤，肚子胀吃一些生姜。"

胡老师也表示赞同，因为手痒用火烤是她的经验之谈，为什么手痒用火烤就痒了呢？

因为芋头是寒毒，绿豆是解不了的。火是热的，姜也是热的，可以解寒毒。嗯，大道至简呀！

充实而又忙碌的一天！

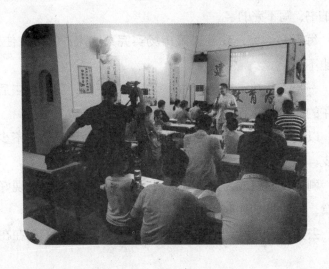

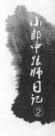

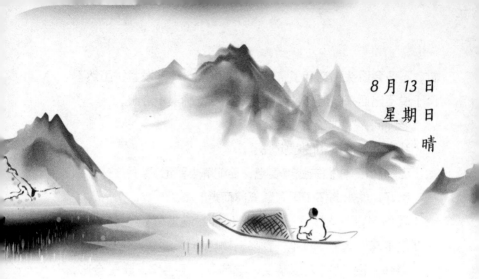

18.
物超所值的金不换

现在，我好希望时间能够慢点过。因为我总感觉有看不完的书，写不完的字。

每天义诊完，我赶去菜市场买完菜回家，就待在住处，哪也不去。

一是天气热；二是看书、写字效率不高；三是出去后一上午的时间就没了。

以前我还会在淘宝上逛逛，现在倒是为自己省下不少的开支。

刷朋友圈已成为过去式，只是偶尔在公众号里发现好的文章，转到朋友圈证实自己还在线上。

去买菜的时候，时不时会碰到老人问我："你们现在在哪里看病？我要找那医生看病。"

对于我这种大脑内存不够的人（我确实不记得她们找老师看不过病），我只告诉她："刘屋桥头，6点30分前可以见到我们。"

今天，老师讲的这味草药有一个很大气的名字，叫金不换，就是说物超所值，比黄金还贵。

金不换，又叫九层塔。听到这个名字，总让我想起《鬼吹灯》里的九层妖塔，其实是因为它的花就像塔一样，有九层，因此得名九层塔。

金不换的茎是四方形的，叶子很香。芳香定痛祛寒湿，甘甜益力生肌肉，咸苦清凉消炎热，酸涩收敛涤污脓。这四句草药功能歌诀的重要性，从老师在讲课时反复强调、解释就可以知道，以致现在我们每个人都可以脱口而出。

老师说："如果患者浑身风湿痹痛难受，可以用芳香的草药，吃完后毛孔打开，寒湿就出来了。

如果想补力气，就找大枣、党参、枸杞子，吃后口甜力气就来了。

如果想清热泻火，就吃点苦的，像黄连、苦参、黄柏，吃后口苦咽干就缓解了。

如果想排肠道的污垢脓浊，就吃点带酸的，像马齿苋、败酱草之类的草药，就可以达到效果。"

当然这些都不是绝对的，只是告诉你大体的方向，方向正确，早晚会到达目的地。

金不换的性味辛温，具有发汗解表，祛风利湿，散瘀止痛，解鱼蟹毒的功效。

有一位老爷子，双下肢水肿，在医院治疗后效果不佳，

自己识点草药，用草药敷过后肿仍未消。

老人慕名找到老师，老师把脉后说："简单，3剂药，包你水肿如潮水般退掉。"

于是四君子（炒白术、党参、茯苓、甘草）加脚肿三药（黄芪、益母草、川芎），黄芪重用80克。

老人有点担心地说："黄芪剂量是否有点大。"

老师说："阳不化气。你脚肿厉害，非重用黄芪补气不可。既然是慕名而来，就得相信医生，就得相信医生开的药方。"

于是老人到药房抓了三剂药服用后，果真如老师所说，肿消了。老人兴高采烈地说："医生，你治好了我的脚肿，那我也告诉你一个秘方。这个秘方在我们村里多用，并且效果立竿见影。只要是患了急性胃炎，不管是吃撑、劳伤引起的，还是久坐压胃伤到的，我们用金不换心7个或11个，捣烂后兑点红糖，用开水冲服，小口小口地喝下去，立马止痛，或者用金不换捣烂，敷在肚脐上，也能够缓解。"

原来，金不换有行气止痛的效果。

有一个阿叔便秘过来找到老师，老师说："这个简单，你去吃地瓜吧！"

他一听摇头说："我吃地瓜胀气，吃了更难受。"

大家都知道，地瓜吃了能够促进肠道蠕动，但为什么有些人吃后会胀气呢？

因为它含有大量的膳食纤维，平时吃惯了大米，突然吃富含膳食纤维的地瓜，肠胃受不了，容易造成腹胀、放屁。

老师说："这好办，你用地瓜、绿豆煮粥，将熬熟的时候，丢一把金不换的叶子一起焖一会儿。喝完粥，保你不胀气还通大便。"

阿叔一想，也好，家里地瓜多得是，免了喝汤药的苦，省钱又省事。一段时间后，他过来说："我天天早上喝这粥，大便排得很顺畅，走路感觉腿脚生风，干活都比以前有劲。"

老师说："那就对了，畅通了一身轻。你别小看这道食疗粥，里面却含有大道，明白这里面的道，天底下的药都可为我们所用，开出来的方都有大师风范。"

地瓜带补，甘甜可以滋润脾胃，是养其真。

绿豆往下走，可让肝脏的毒往小便排，天热防中暑，就喝绿豆汤解毒解暑，是降其浊。

金不换行气，解表，活血，能发汗，能通地瓜滞腻之气，让地瓜补而不腻，让绿豆通而不滞。

金不换顺其性，地瓜养其真，绿豆降其浊，吃下去后，该补的补，会降的降，要排的排，还担心大便不畅？

假如热毒厉害，绿豆多放；胃口不开，金不换多放；肠道不畅，地瓜为主。

那阿叔见到我们兴高采烈之情溢于言表，只差没煲一份地瓜绿豆金不换粥给我们。

小孩子过食海鲜导致瘙痒，不吃饭，可用金不换、黄荆子煮水当茶喝，消积食，也可采新鲜金不换，布荆煮水泡澡。

小孩吹空调、喝冷饮后咳嗽，并且一到晚上咳得更厉害，用金不换捣烂加姜煮水，兑点蜂蜜或红糖，就能够好转。

老师说："现在人们没房没车没钱不叫苦，没精神没心情没胃口那才叫真的苦。"

老师看病之所以快，是从人的心情、胃口、睡眠入手，吃好、睡好、心情好，身体哪有那么多的病？

同时用这个思路治病用药，屡治屡效，虽然让人不可思

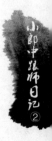

议，但事实证明却是如此。

吃好，睡好，心情好！

老师说他培养中医很简单。

一是带他认草药；二是跟他讲养生；三是教他练功；四是让他临床看病，思路理顺，就出师了。

我听后想了想，我不是他讲的那种天赋高、悟性高的学生，还是安心老实踏实地跟师学习吧！

今天老师又讲到呼吸对人体的重要性，不管是鼻窍呼吸，还是皮肤呼吸，呼吸决定我们的体能和生命质量。

狗和猴，呼吸快速急促，寿命短，而乌龟好几分钟才呼吸一次，活很长，因为乌龟能保持住大量的能量。

我们人在生气时、紧张时，呼吸会不由自主地加速，不仅消耗能量，更消耗生命。

道家修炼的都是腹式呼吸，我们以后也要练腹式呼吸，让我们的呼吸速度放慢且深。

《黄帝内经》讲："气少则病，气尽则亡。"这让我们不可不思，不可不慎啊！

老师在给我们讲解金不换的时候，又加了一些闻所未闻的养生之道与学习方法。习来千句少，悟透半句多，我慢慢悟吧！

今天有四位从广州开车慕名过来的中医爱好者，他们研究茶文化，在身心灵方面有较深造诣，和我们中医草药也算是志同道合，有共同的话题。他们过来就是和老师交流这方面的文化。

下午，我到刘屋桥时，发现天空有浓烟升起，我就知道老师已经过去橄榄林烧杂草、杂枝，把昨天未烧尽的沤成肥料。

我赶到橄榄林，大家都在，浓烟升起，老师开玩笑地说："电视里腾云驾雾的场面就是这么拍出来的。"

大家听后笑开了。

随后，我们又到田地松土，胡老师采了一些没叶子的草过来，问："老师，这是什么草？"

老师说："这是木贼草。《药性赋》上木贼草怎么说的？"

我说："木贼草去目翳，崩漏亦医。木贼草是一节节的，中空而外实，能清肝明目，因它中空质轻，善走上窍，能止血，治疗妇人月水不断。"

休息的时候，大家坐在一起品茶。听老师和过来这边交流的老师探讨茶文化。

夕阳西下，我们仍不愿离开，精神食粮的供给让我们忘了疲劳与天黑，期待明天新的一天。

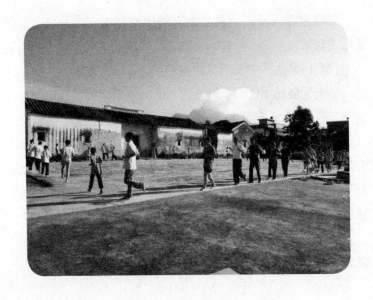

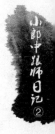

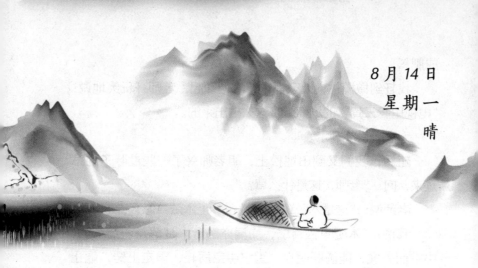

19.
品出茶里的六种境界

老师应昨天从广州慕名前来的朋友要求，今天早上讲茶的用途功效。

我们日常生活中必不可缺少的茶，有哪些功效？

品茶又会品出什么样的人生，请大家听老师娓娓道。

"茶"字，人在草木间，说明茶对我们的影响很大。

从神农尝百草，一日遍七十二毒，得茶而解之。茶在历史久远的年代就存在，乃至现在的丝绸之路里头，出口大量的茶叶，成为中国乃至世界点赞率最高的健康饮品，说明茶有很强大的本领。

茶叶有清头目，除烦渴，润肺化痰，消食解腻，利尿，降血压，血糖，降血脂，保护牙齿，减肥美容等功效。

茶叶可分为六种。

第一，乌龙茶，如铁观音、黄金桂、武夷岩茶等。

第二，红茶，如正山小种、金骏眉、宁红等。

第三，绿茶，如龙井、信阳毛尖、云雾茶。

第四，白茶，如君山银针、白牡丹、贡眉、寿眉等。

第五，黑茶，如普洱茶、茯砖茶、六堡茶。

第六，黄茶，如霍山黄芽、蒙山黄芽等。

茶文化对我们有深远的影响，唐代诗人白居易在《琵琶行》上写道："商人重利轻别离，前月浮梁买茶去。"

清代志怪小说《狐狸缘全传》中有："茶亦醉人何必酒，书能香我无须花"……有关茶的诗句数不胜数。

有一个茶叶店老板，不仅喜欢茶，而且喜欢喝茶。一次和朋友大鱼大肉之后，胃胀不消化，也不想吃饭，整个人都打不起精神，碰到老师。

老师说："你不是喜欢喝茶吗？在你的茶里面加些山楂进去呀！"

他听后有些困惑地说："我喝了那么多茶都没有效果，加一味山楂就有效果？"

老师说："正因为你喝太多的茶，才要加山楂。绿茶走气分，山楂红色入血分。山楂可以洗涤血管里头的油腻，绿茶微苦涩，往下降，能够清胃肠里的炎热，做到升清阳的同时又能降其浊。"

那老板听后，高高兴兴地泡了山楂茶，之后老板胃不胀了，吃饭香了，配合运动锻炼，血脂也降了下来。

这就是茶的消积功效。

老师义诊时，常免费送人的茶叫消积茶，以茶为主，加了山楂、砂仁等药材秘制而成。在揭阳市，有好几家养生馆专门拿消积茶来做减肥保健用。

因为消积茶可助消化，消除油脂，开胃健脾，和中下气，是四季时尚茶饮。

做天难做四月天，蚕要温和麦要寒。

行路望晴农望雨，采茶娘子望阴天。

老师说："通过这首诗，我们发现四月的天难做，人的需求不一样。人也难做，好坏都有人说，为人处世，要做好中庸之道。我们用药难，分清寒热、阴阳、表里、虚实，并非一朝一夕。"

老师还说："茶虽好，但不可过量。茶叶可治病，有病则病受，无病则人受。有些人喝茶，喝到手脚冰凉，失眠头痛，喝到元气消耗，这都是不可取的。"

凡事都有一个度在里面，茶其实很美妙，喝一碗可以润喉。当你口中干渴时，喝下一碗茶后，嘴唇、喉咙都感觉很甘甜，能够生津止渴。上次我们口渴时，正好经过农场，我摘了一片茶芯，放在嘴里含着，立马有生津止渴的效果。

喝第二碗茶后，破孤闷。人感觉能量冲开喉轮到达胸轮，有疏肝解郁、清肝解毒之效，让人觉得畅快。

喝第三碗茶后，搜枯肠。读书人要喝三碗，可以让脑子灵光，文字五千行，从肚子里头富有诗书气，清气上达头脑，为什么会有这么好的效果？原来第三碗可以把肠道内的积滞消化掉，积滞一化，能量上达头脑，能够提神醒脑，文采飞扬，降浊升清。

喝第四碗茶后，发轻汗。肺与大肠相表里，肺主皮毛，毛孔打开，微微发汗，气顺后，心情舒畅。

喝第五碗茶后，肌骨清。肌肉和骨头周围会觉得很轻快放松，人很轻松。

喝第六碗茶后，通仙灵。这就需要环境和喝茶时的境界了，喝什么茶不重要，重要的是什么地方喝，和什么人喝，这时心境就不一样了。

在普通茶房和禅堂里喝不一样，在闹市和山林喝的感觉又不一样。

好山好水好地方，才能够种出好茶。茶叶脱离不了大自然，水是它的母亲，环境也是它的母亲，从哪个环境中来，要回到哪个环境去品，真会喝茶之人，必在草木间，必在大自然。

品茶的第六境界是通仙灵，说明已品出飘逸的感觉来了。

第七碗就喝不得，过量了，再喝下去，消积过度，手脚就会发凉。

茶可以清心延年，品茶要趁热，一小口一小口地喝，要不然怎么能称品茶呢？喝凉茶会伤到脾胃，伤到脾胃就说明伤到身体。

如果喝茶伤到身体怎么办？

我们可以用红参泡水喝缓解喝茶对身体的伤害。

像久虚体弱之人，经量少、子宫内膜偏薄、胃壁偏薄之人，就不宜服用茶。我们要知道自己需要什么，更要知道自己不需要什么。

上等的喝茶是积功累德，你功德圆满才能喝此茶，以其德全不危也；中等的喝茶是工夫茶，你亮出你的功夫来，才能喝此茶；下等的喝茶就是茶本身的功效，像消油脂、降血压、血糖什么的，这是在物质层面上。

117

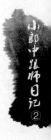

茶文化值得我们去研究。茶具的摆放，泡茶的动作，茶杯永远在茶壶底下，茶杯高于茶壶是接不到茶的。

我们把泡茶的水称为智慧水，想要获得智慧水就必须谦虚低下。

所以我们饮茶的时候也要保持谦恭的状态，我们做人的时候，更要保持谦恭的状态，才能得到更多人的帮助。

品茶的最高境界必是先苦后甜，这就像我们的人生，少年要吃得苦中苦，老年方可为人上人。

所以，福要老来享，苦要少年吃。人生少年不可过顺境，中年不可过闲境，老年才能过顺境。

人生不怕苦一阵子，怕苦一辈子，苦过后甘自然来。

我们下田干活有人会觉得苦，其实这一点也不苦，全身出汗后，晚上睡个好觉，全身畅快，精气神饱满。

人生境界，永远是到大众里面去炼，当大众都愿意追随你的时候，说明人生的境界已经很高了。

……

下午，大家在橄榄林里烧杂草、杂枝、沤肥料。

昨天种的紫苏叶子有点蔫了，我知道这个不用担心，因为它换了一个环境过后，需要一些时间来适应新环境，根部需要适应新鲜的泥土，就像人一样，换一个环境，会出现水土不服的现象。

但是，不要担心，当人适应了当地的水源、土壤，就能够融入到这个环境中来。

前段时间种的红薯秧已经结出红薯来了，我们就又种上了红薯秧。

老师说:"你们大家要吃红薯,都可以过来挖。欢迎大家免费品尝。"

大家一起分享劳动成果,这也是劳动带给我们的乐趣吧!

我们立秋种下的花生已经冒出苗来了,再过段时间就可以吃上自己种的花生了。

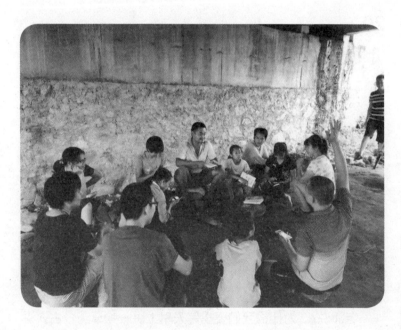

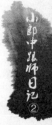

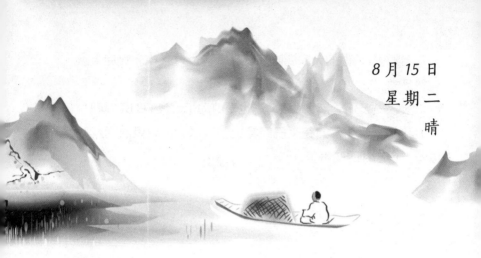

20.
开疆拓土的一味中药——生姜

清晨，我们聚在龙江亭，老师拿出一瓶我以前吃过的糖醋姜。我想，今天老师讲到草药八成是生姜。要不然，老师不会平白无故地带糖醋姜到龙江亭。

老师让我们每人尝一片糖醋姜，我没敢吃，因为最近龙眼吃得太多，鼻子呼出来的气都是热的，让自身的脏气去调节身体吧！

老师说："为什么我们要在每天早上讲一味草药？古人讲清晨之气最佳，清晨有鸟语花香，有清风朝阳。清晨，大家脑袋是最清醒的，心境不一样学的境界也不一样。在古代，重要事情的决策一定在早上。"

今天我们讲的这味药，是我们生活的必备品，差不多在每一家厨房都会见到它的身影。大家认识它、知道它，却不能很好地运用它。

它的厉害之处可以回阳救逆。它就是生姜，性味辛温，具有解表散寒，温中止呕，温肺止咳，解毒功效。

最不可小觑的是生姜皮具有和脾行水消肿的功效，用于水肿、小便不利；生姜汁用于开痰止呕，碰到天南星、半夏中毒引起的喉舌麻木肿痛，呕逆不止，可取汁冲服解毒。

生姜汁配竹沥冲服或鼻饲给药，可治疗中风卒然昏厥者。

清晨出门采草药，梅雨天气，雾露蒙蒙，如果没有防护措施，被风寒湿邪侵入后，最易患风寒性痹痛。但如果出门之前含上一两片生姜，那么就不用担心风寒湿邪入侵人体了。

因为生姜有发散风寒湿的功效，姜通"疆"，能够让我们的表面皮肤变得牢固牢靠，为我们人布上一层金钟罩，就算淋到雨也不用担心会感冒、得风湿病。

上次老师带孩子们穿越，被大雨淋得像落汤鸡。

老师交代苏老师煮姜枣茶，回来后，孩子们喝上苏老师熬的浓生姜红糖红枣茶，没有一个孩子感冒，包括我。

除了正气存内，邪不可干，浓姜枣茶也起到了不可替代的预防作用。

因为生姜具有发散风寒温中的作用，红糖、大枣可以为我们补充能量，让我们疲劳的身体迅速恢复活力。

一位妇人，痛经十多年，痛时无法工作，坐立不安。她看过很多医生，吃过很多药，能缓解但无法根治。

经朋友介绍，妇人找到老师。

老师说："这种小毛病，我都不屑治疗。不用吃中药，给你一个泡茶方就能解除你的魔咒。"

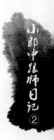

妇人瞪大眼睛，洗耳恭听。

老师不紧不慢地说："姜枣红糖茶。"

妇人一听，大跌眼镜，摆摆手说："我喝过，但没用，都懒得再吃了。"

老师问："你是怎么吃的？"

妇人答："喝姜汤呗，刚开始还有点效果，现在我喝了也没用。"

老师说："方法不对，努力白费。你这样喝上一船的姜汤都没效果。"

我们用姜枣红糖茶治疗痛经，第一方法很重要，第二时间很重要，第三喝完后你还要在阳光下赤脚徒步。

你需要准备一大块生姜，先把生姜切片，枣一把和姜片一起煮开后兑入红糖，浓浓的姜枣茶又香又甜又辣，趁热一小口一小口，慢慢地先把汤喝下，然后，把姜枣细细嚼烂，吞到肚子里。

汤者荡也。你只喝姜汤，喝完一泡尿就没作用了，而姜枣一起吞下肚里，在胃中作用更持久的，可以先把脾胃暖起来，继而把全身都暖起来。

另外一个是时间，在经期前 3～5 天，你每天喝一次，如果算不准，可在月经来的第一天，痛得厉害时喝下去。以后，每月经前 3～5 天喝上几次，连续半年时间，痛经这问题就连根拔起，治愈了。

妇人听后想了想，觉得挺划算，食疗安全又绿色健康。

按照老师说的方法去执行，结果，真如老师所言。从此，妇人的痛经再也没复发过了。

姜枣红糖茶固然起到不可替代的作用，但良好的生活，饮食习惯，才是真正预防痛经的最大因素。

生姜可温中止呕。当我们舟车劳顿回到家，最幸福的事，莫过于家人已经为我们准备好了一碗生姜、葱白、红枣红糖茶，喝下去后，疲劳感立即消失，身体暖洋洋的。

老师说："在任之堂跟师学习的时候，我们经常要去到山里采药。冬天我们去采石菖蒲，还要把石菖蒲洗干净再带回来。"

有些女孩子本来体质不是很好，一碰到冷水，手都会冻白，嘴唇也冻得乌紫。回到药房，首先做的就是熬浓姜葱汤，大家喝下去后，本来有感冒症状的，一下通开就好了，本来手脚凉凉，碰了冷水肚子痛的毛病也好了。

寒主痛，寒凝血瘀，生姜、葱白温通之。

生姜可解天南星、半夏毒。前两天我亲身尝过半夏，对半夏的毒性及中毒反应深有体会，并且我尝的还只是半夏的茎，如果是半夏的根，毒性更大。

老人易咳白稀痰，像这种寒痰留饮在肺的，老师给他制阳光，消阴翳，用四君子(党参、白术、茯苓、甘草)加干姜、生姜、细辛、五味子、大枣就能达到很好的效果。

每一味药在方子里都有道理。老师总说，学一味药掌握这药的性味功效只能用一阵子，但是掌握了用药思维可以用一辈子。什么是用药思维？值得我们好好地去思考。

下午，老师把橄榄林里最后一些杂草枝化为灰烬，把昨天的草木灰收集起来做肥料。

我先给花生松土施肥，又给天绿香松土。这段时间由于我顾不上天绿香，导致它发育不良。这次我给天绿香松松土、施施肥，应该可以长得很茂盛。

123

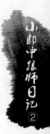

海莲姐的妈妈见我在给天绿香锄草，过来了，摊开手心，有七八粒我不认识的东西，有点像胖胖的毛毛虫。我拿起一粒，不由分说地拨开一点皮，尝了一下白里透微黄的肉问："这是什么药？"

阿姨见我这模样，大笑说："香附。"

我嚼了一会，味道有点涩，带有微甜，问："香附弄来做啥？"

阿姨说："消疳积，治疗小孩子消化不良。"

我说："香附子理血气妇人之用，还可以消食积，太厉害了。"

阿姨笑着说："是呀。香附是挺厉害的。"说完，阿姨就走了。

不知阿姨看我生吃香附会不会觉得我很奇怪。我把手中剩下的香附皮剥掉，又放在嘴里尝了尝，怎么感觉肚子有些饿呢？

我和老师提起前几天银行卡被盗刷的事，虽说金额不多，却也让我郁闷了半天。

但是事情发生了，我只能接受，从中吸取教训，总结经验，换种心态，重新开始，这才是给自己最好的答案。

老师说："一切都是最好的安排！人会转没有逆境，会化没有恶缘，会用没有废物。"又说："当我们发现自己做事不顺的时候，多读圣贤书。因为读圣贤书可以不断净化心灵，改变命运。"

嗯，多读好书吧！

小郎中跟师日记②

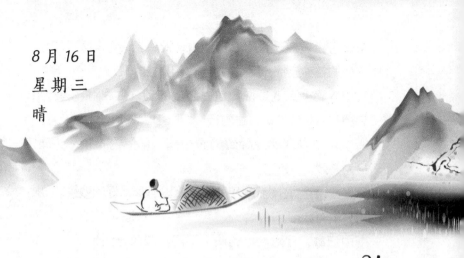

8 月 16 日
星期三
晴

21.
女科圣药——香附

《黄帝内经》讲，百病皆生于气。

老师今天讲的这味草药被称之为草中圣药，"气病之总司，妇科之主帅"——香附。

香附在我们开心农场最多见，一挖就是一大把。因为没有地去栽培，挖出来的香附不是很大，采来一株放在鼻子下面一闻，沁人心脾。在我刚来农场时，老师教我认识的第一味草药就是香附，能祛寒湿，能疏肝理气。

以前游医走江湖，必带两味药，带上后基本不愁没饭吃。

男人生病的主要原因是易怒，女人生病的原因多是生气，生气属阴，发火属于阳。

男用黄鹤丹，女用青囊丸。

黄鹤丹由黄连、香附二药组成，此二药专门对治肝郁化火所产生的各种症状，用香附行气，用黄连清心火。

女用青囊丸，就是说背包里必放的药，由香附、乌药组成，乌药乃治一切冷气，香附行一切气郁。

所以对于受寒遇冷导致的腹中痛，郁闷，胁胀，头痛，香附最为有效。

有人会说："香附我也用了，怎么没有那么好的效果。"那是因为你没有活用。

书中记载，香附治疗的病证不同，服药方法也不同。如果外感风寒头痛，用葱姜汤送服；如果是痰浊涌动，用姜汤；如果是痛经，郁闷，内伤，用水酒各半送服。

这就是中医的厉害之处，很多药丸可以用这思路服用，偏热的用茶，偏寒的用姜，血脉不通用酒送服药丸。中医入门不难，难得是拥有一颗细致细微之心。

《药性赋》曰："香附子理血气妇人之用。"

香附具有通经止痛的功效。中医人真的很伟大，我们研发出一款艾附暖宫丸的中药。这药丸专治宫寒，且宫寒症状越严重，治疗效果越好。

去年有一位珠海的朋友，到龙山寻到老师，说："我痛经太厉害了，痛到连班都上不了。"

老师说："你这痛经舌苔白，手脚冰凉，连小肚子都是凉的，平常还不爱运动，穿着裙子吹空调，太阳晒得少，你不改变生活饮食习惯，我帮不了你。"

当生活饮食习惯和痛经一对比，就知道孰轻孰重。所以这位朋友下定决心改变。

老师说："你先去吃几盒艾附暖宫丸（艾叶、香附、吴茱萸、肉桂、当归、川芎、白芍、地黄、黄芪、续断），配合多晒太阳，赤脚徒步就可以了。

如果生活饮食习惯改变了，药也吃了，还没有效果的话，我再给你开中药煎服。"

后来朋友打电话向老师致谢，说："现在我可以安心上班，再也没有穿裙子吹空调。"

《丹溪心法》有个名方，非常适合我们现代人，现代医灵活运用这个名方，可以成为时代医。

越鞠丸，解诸郁，又名芎术丸，由香附、川芎、苍术、神曲、栀子五味药组成。

越鞠丸治六般郁，气血痰火湿食因。

芎苍香附兼栀曲，气畅郁舒痛闷伸。

香附开气郁；苍术除痰郁、湿郁；川芎行血郁；神曲消食郁；栀子清火郁，五药并用，达到解六郁之效。我们学习每一味药要不局限于这味药的主要功效，还要知道这味药和其他的药组合，所达到调理气机升降的境界，让它们完美地发挥出自己的功效。

有一个女孩子过来看病，说："我感觉哪都不畅快，牙痛。"

老师说："刚才我讲课的时候，看你也在认真做笔记。你回去好好地调整心态，没有多大的事情。"

接着便让我开四逆散合越鞠丸（香附、苍术、神曲、栀子、川芎）加薄荷、白芷、地骨皮、骨碎补。

老师还交代她多晒晒太阳，多亲近大自然，生活哪有那么多的不如意，换种心态换种活法。

下午，在去农场的路上，正好碰到昨天给我香附吃的阿姨，她手里握着一把野杨桃，说家里有咽喉不舒服的人。

我问她："昨天小孩用香附煎水吃后怎么样了？"

她说："小孩大便好了。今天中午吃了两大碗饭。"

竹屋旁边的这块地，已被我们开垦出来。真不敢相信，满是杂草、木薯的地，被我们种上了赤小豆，特别有成就感。

《药性赋》讲："赤小豆解热毒，疮肿宜用。"

赤小豆色红入血分，有消除水肿，解毒排脓，润肠通便，催乳，健脾利胃的功效。

看着赤小豆，我想起王维的《相思》。

红豆生南国，春来发几枝，愿君多采撷，此物最相思。

当然诗里的红豆跟这里的赤小豆是不一样的。

老师常说，上午义诊看书写作，是脑力，下午下田干活，挥汗如雨是体力，脑力和体力相结合，才能让身心更健康。

所谓读万卷书，还得要行万里路。

所以脑力工作者，请不必吝啬你的汗水，身心的健康必须是建立在阴阳调和的基础上。

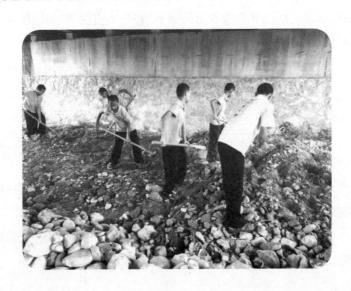

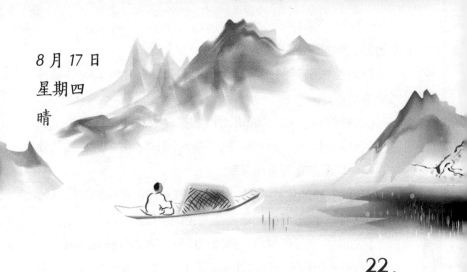

8月17日
星期四
晴

22.
神通广大的理气陈皮

　　清晨，我骑着自行车来到刘屋桥时，发现在河的上方飘荡着一条十几米长烟云弥漫的水气，衬在绿树田野间，煞是好看，给人一种朦胧的美。

　　昨天老师给我们讲了香附这味药，芳香能走窜，性温能通行，芳香能行气，降气，解郁，散结。

　　香附因其药性平和，可治疗肝气郁滞所致的胁肋胀痛、月经不调、痛经、疝气疼痛、脾胃气滞、脘腹胀痛、食少纳呆。因此香附为疏肝理气之良药和妇科调经之要药。

　　今天老师讲的这味药具有神通广大的功效，也是药食同源，年轻的时候，像富有朝气的小伙子，性子急，敢闯敢冲敢破，叫青皮；年老的时候，像经多世事的长者，成熟稳重，富有耐性，称为陈皮。

陈皮性味辛苦温，具有理气健脾，燥湿化痰，行气通痹止痛等功效。

《本草纲目》曰："陈皮治百病，总取其理气燥湿之功。"陈皮同补药则补，同升药则升，同降药则降，为脾肺二经气分药，但随所配药物而补泻升降。

老师说："陈皮性平和，堪称行气之首。在我们讲行气药时，我们要知道气滞会出现哪些常见的病症。"

比如说，当肝郁气滞、脾胃气滞时，人会有哪些病证。

百病皆生于气，气血冲和则百病不生。人一旦气逆，则各类疾病就纷纷起来了。

有人说，韭菜、香菇是发物要少吃，却不知道最大的发物是生气，可以产生诸多恶疾。

有一个老人，风湿关节痛，找到老师后闷闷不乐地说："我吃了很多治风湿关节痛的药，没有一点效果，你看我这手指不能够弯曲，麻、胀、痛得难受。"

老师听了之后说："既然你吃了那么多治关节痛的药无效，那么我给你开一些行气药吧。另外，你要记住，脾气不可这么刚硬，你脾气一刚硬，血脉气机也僵硬，横冲直撞，我就算有神丹妙药也治不了你的病。"

老人听了，低下头说："江山易改，本性难移啊！我活了大半辈子，要改谈何容易呀！但想着我这疼痛难忍，弯曲不利的手，我会慢慢地改过来。"

老师听后，点点头说："你知道改变，还有得救。用四逆散加陈皮、炒麦芽，吃了这些药后，你就会舒畅、条达。"

并且老师还送了消气口诀给他："不气不气真不气，切莫中了他人气，气出病来无人替。"

老人念念叨叨拿着处方走了，后来，他告诉我们："我吃了药后，脾气也没那么刚硬了，手指能够弯曲自如了。"

老师说："当常规思路治疗没有效果的时候，我们要调他的气机，教他改变自己的脾气。病容易治好，但习性要靠他自己去改变。"

老师还说："牛饮水成乳，蛇饮水成毒。牛喝水后挤出牛奶，蛇喝水后喷出毒液，同样的水喝下去在身体内产生的作用会不一样的。现在因生气得病的人非常多，而我们懂得治酒色财气这四种病，我们就能成为时代医。"

酒色财气四堵墙，人人都在里边藏。

若人能够跳出去，不是神仙也寿长。

所以，当酒引起的堵塞，我们用陈皮、枳椇子，化肝胆毒素。

人喜欢看电视，沉迷于五颜六色的东西，用陈皮加香附，疏肝解郁。

财迷心窍者，就是痰浊蒙蔽了心窍与脑袋，就像厨房的灯泡被黑色的油烟蒙住，亮光就透不出来。利令智昏，即使跟在最厉害的名师身边，也学不到真本领。这时，可用温胆汤（半夏、竹茹、枳实、陈皮、甘草、茯苓）治疗痰浊蒙蔽心窍。

如果是嘴唇暗的加丹参、三七，叫活血温胆汤，因为治痰先治血，血活痰自灭。

如果是老年人，有痰吐不出来，力气不够，加黄芪、党参，叫益气温胆汤。一吃下去，痰浊排干净，人也大度了。

当我们掌握了病机，灵活地搭配药物，就可以起到治疗疾病的功效。

131

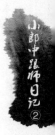

气郁会导致胃口不好，吃不下饭，这时我们去超市买包九制陈皮，使劲地嚼上一包，排气后，气就解了，也可以泡一杯陈皮茶，喝下去，胃口一开，就想吃饭了。

芳香能醒脾胃。以后我们吃了橘子，把皮留下，阴干，生气后拿出来泡茶喝。

人生气后胁肋痛，乳腺增生，重用陈皮80克，夏枯草、王不留行、丝瓜络各30克，随症加减，效果超级好。

重用陈皮能行气机，燥湿化痰；丝瓜络、王不留行，能畅通血管；夏枯草可消肿结，顽固性的乳腺增生还可以加白芥子，祛皮里膜外的痰浊。

这个方还可以治疗脂肪瘤，周身包块。因为这些产物，大都是气滞血瘀痰阻，把气血理顺，痰湿排除，包块自然好。

生气后引起痰多，哮喘，晚上咳喘加重，痰偏白，用柴芍六君子加干姜、细辛、五味子。六君子健脾治本；柴胡疏肝；白芍柔肝缓急；干姜味辛，温化肺中的痰饮，标本兼治。

生气后耳朵响，耳鸣，我们用通气散（柴胡、香附、陈皮、川芎）打粉泡水喝。

……

可见生气后，人体可产生各种疾病。

老师不治病，专调人体气机，气顺则百病消。

老师让我们把每一味理气药研究到通透，淋漓尽致，这样再临床治病境界就可提高。

现在的时代病就是胃口不好，消化不了，好吃多吃，吃撑吃饱后睡觉。饱食则神虚，没精神，时间长了身体就易生病，并且还找不到病因，让肠胃适当地保持饥饿感，对人体的健康是有好处的。

老师说："病易治，恶习难除。我们治病的同时，还要帮助患者养成良好的生活饮食习惯。"

陈皮是第一品行气药，很平和，时间保存越长的陈皮效果越好。陈皮像谦谦君子，配合诸药条畅我们人体上下之气机，不可不重视。

有个老人也和我们一起听老师讲草药，老师讲完课后，他告诉我们，他眼睛的痒痛不适之感吃完老师开的三剂药就好了。

他说发现中药的神奇后，以后会经常听老师讲课。

一位妇人向老师诉小便黄赤，感觉身上有火，老师把完脉后说："胃肠堵塞，脾胃有湿热。于是给她用四逆散加香附、川芎、陈皮、炒麦芽、车前草、黄芪、丹参、石菖蒲。三剂药，常规剂量。"

最近，我们喝的茶还挺杂的，布荆茶、红枣姜茶、枸杞子五指毛桃茶、党参黄芪红枣茶，还有不可思议的混搭茶：金不换、布荆、紫苏、薄荷、生姜、红枣、白花蛇舌草茶，一看这茶名就知道茶味多么的复杂，喝上一口，思绪万千……

农场老师带领我们在竹屋边的田地里开地垄，准备种萝卜。冬吃萝卜夏吃姜，不劳医生开处方。秋天有莱菔缨，冬天有萝卜，多好！

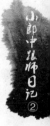

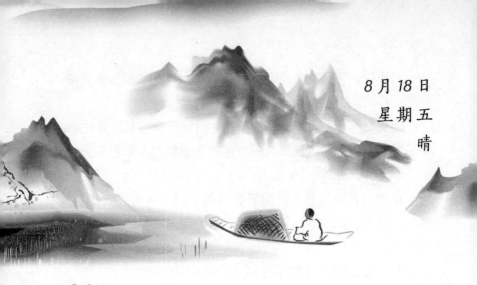

23.
南方小人参——地胆头

老师说:"辉煌永远在明天。"

老师每讲一味草药,都会带我们复习昨天讲过的草药。

老师说:"温故而知新,复习后会有更多的新想法、新思维、新见解。会读书的人,不会拼命去读很多书,而是懂得温习旧书,故书不厌百回读,熟读深思子自知。"

陈皮为天下第一和药,行气第一品,碰到任何问题,用陈皮加减变化,都可得到解决。

我听后想,陈皮不简单,能够带着陈皮周身走的授课老师更加了不得,把一味常见的普通药讲活了。

香苏散内草陈皮,外感风寒气滞宜。

疏散风寒又理气,寒热无汗胸脘痞。

香苏散（香附、紫苏叶、陈皮、炙甘草）可治疗外感风寒，内有气滞证。

现代人工作生活压力大，身体就会差，风寒感冒加气滞，用香附、苏叶、炙甘草、陈皮煮水喝就可治愈，如果怕冷可加生姜，风寒、风湿感冒初期，苏叶、生姜两味药煮水就有效。

有人食用过多的橘子后牙齿会酸软，咬不动食物，这时，我们用橘子皮煮水喝下去牙齿就不会酸软。

老师从这些事例中受到启发。老年人牙齿酸软无力，我们用骨碎补、地骨皮、白芷、加上陈皮煮水，可让老年人牙齿坚固，牢靠。

新鲜橘皮捏碎了，放在鼻子下面，可以缓解晕车带来的身体不适。

陈皮炒干后打粉叫冻疮粉，敷在冻疮周围能够温暖行气。

陈皮的功效太多太多了，只要好好琢磨，可将陈皮功效发挥到淋漓尽致。

今天老师讲的这味草药，是五经富四大名药之一。

五经富四大名药为巴戟天、牛大力、五指毛桃（南黄芪）、地胆头。

地胆头喜欢长在山谷、村边、路边，在我们农场附近居民有人专门种植此药。

地胆头叶绿根须多，个头矮小，叶基本与地平行，匍匐在地上。地胆头尤其喜欢长在湿地，常受水袭击，却又长得好，利水消肿功能强大。

我们闻了闻地胆头的根须，气味清香，芳香定痛祛寒湿。

所以，地胆头有凉血，清热，利水，解毒的功效。

有一个在深圳开超市的老板，家庭条件好，孩子却被养得面黄肌瘦，还爱生病。

他带着孩子找到老师，郁闷地说："医生，这孩子老不爱吃饭，追着喂都吃不进，有什么好方法？"

老师说："你家开超市，孩子零食吃太多了，哪里会吃得下饭。你要想让孩子吃饭，做到了就很容易，做不到，我给孩子灵丹妙药也起不了作用。

第一，要断了孩子的零食。

第二，让孩子多运动，晒太阳。

第三，用地胆头煲汤或者用地胆头煮粥，连续吃上十天半个月，可以增强孩子的体质。"

老板一听这食疗方，于是带了五六斤地胆头回深圳了。

后来，老板发信息给我们说："孩子断了零食，喝地胆头稀饭。一段时间后，孩子的胃口好了。以前一个月要带孩子跑一两次医院，现在也不用总往医院跑了。"

老师说："地胆头，有一股很奇怪的芳香味，服用后可释放奇经八脉所需要的能量，可迅速恢复体力，强健体质。用地胆头煮的粥、炖的汤，在珠三角非常受人们欢迎。"

治疗急性胃痛，我们有太多太多的方法了，用地胆头和黄荆子各 15 克，煮水兑点酒服下去，立马就能止痛。因为酒能行气止痛，通则不痛。很多急性病，大多肝郁，紧张，气闷，加酒可行气解郁。

跌打损伤后局部疼痛，我们先用手掌把跌伤周围的气血拍通，然后用地胆头加酒炖热后敷在患处，疼痛可立马缓解。

不小心被猫狗咬伤或划伤，我们用一把地胆头捣烂敷在局部，感觉患处清凉的，毒热被拔出来后，疤痕都不会留下……

人们用地胆头加陈皮煮粥可治小孩咳嗽，如果咳得厉害要加百日红，百日红如其名，花开百日红。

俗话说，花无百日红，人无千日好。但花有百日红，相信人也有长久好。

一位妇人诉："医生，我老是出汗，有时候感觉气也上不来，平时月经量比较多，有没有什么好的办法？"

汗为心之液。人出汗多后，肯定会引起气虚，特别是夏天，天气炎热，汗流浃背更是多见。我们平时做事出汗是排毒，但如果平时不怎么运动也出汗的话，就说明心脏不能够收敛固汗了。

于是，老师处方四逆散加党参、麦冬、五味子、浮小麦、黄芪、山茱萸、山楂。

老师说："你平时少思虑，多动手脚。抹桌、扫地，皆是运动锻炼。"

然后老师还教妇人背后七颠百病消。

……

下午，我晃悠晃悠地骑着自行车来到农场。

我一到农场，看见小美正拿着两个铁耙，问："干啥呢？"

小美说："捞鱼。"

捞鱼？一到水坑边，我发现老师正在水坑里，满手满脚全是淤泥，脸上也有被溅的泥水，正弯腰在坑里摸鱼，水坑边有个木桶里已经装了满满的一桶鱼。

老师拿了个铁耙，往水里一捞，说问："不行，这鱼用耙子捞不上来，要用一个有漏的盆。"

小美立马想到大姨丈家洗菜的盆，看着这满桶的鱼说："我先去把鱼放到河里，再去大姨丈家拿盆。"于是，小美在路边捡了一把干草放在桶里，防止提桶走路把鱼溢出来，推着自行车走了。

老师继续在坑里摸鱼，我在坑边用桶接老师摸上来的鱼，一条又一条的鱼被老师救了上来。

老师上岸休息，毕竟站在坑里摸鱼也是件辛苦的事，稍不留神还会被带刺的鱼鳍划到手指头。

我将起裤腿也下到水坑里，别看老师一条又一条地把鱼摸上来挺容易，其实也是技术活，大点的鱼从手掌轻轻地滑走，还溅得我满脸的泥水。

我边摸边说："小鱼儿，我给你们换个环境，这里缺水缺氧，我们会把你们送到河里面去，别这么调皮了。"

接着，我摸上来一条，放在老师伸过来的桶子里。

将起裤腿也没多大用处，我裤子上满是泥巴，衣服上也被溅到星星点点的泥水。

可这一切又有什么关系呢？

我抓了好几条后，从水坑里爬到岸上，技术不行，这鱼总从手里滑过，只得老师再来。

老师双手就把鱼捧了上来，说："摸鱼动作要轻，但还要快。"

小美把洗蔬菜的塑料漏水盆拿过来了，老师用盆一捞，两条鱼就在盆里活蹦乱跳。

大姨丈用带过来的矿泉水一洗这鱼，露出鱼的真面目。乌鱼、鲶鱼，还有鳍带刺说不上名的鱼。

老师用盆反反复复地捞，没有鱼，又用手摸，也没鱼，把泥捞上来查看，没鱼。老师站在坑上，静了三分钟没发现鱼，才上岸。

站在岸上，确定水里没有任何动静，我们才提起桶去到河边。踩在河水里，感觉很亲切，这就是大家都喜欢水的原因吧！

　　大家把鱼倒在水里，密密麻麻，鱼儿优哉游哉地在我们脚下游动，不愿离开。你们获得新生，徜徉在宽阔的河里真好。

　　后来老师还特地在平台上发了一篇小文，名为《谁能叫出这鱼的名字》。

> 济急如济涸泽之鱼，
> 救危如救密罗之雀。
> 即使我不知道你的名字，
> 看到你在将干的水里挣扎，
> 我也会花一下午时间跳入泥水中，
> 将你救回大江，
> 重获自由，
> 即使最后你赖得我一身泥土，
> 用尾巴拍打得我满脸泥垢，
> 我也乐在其中，
> 只要能放生救生，
> 让这世间多点温情与慈悲，
> 少点冷漠与杀戮，
> 遭点苦受点累，
> 又有什么所谓呢？

　　天渐渐地黑了，我们还在农场锄地。

　　老师听农场有蛇后说："我要备一瓶蛇药酒放在农场。不怕一万，只怕万一，出现问题也好有急救措施。"

　　但我相信这生灵不会轻易地攻击人类。

　　回来的路上，老师把别人送给他的人参香皂，送了两块给我们。我拿了一块回来留着，放在桌上闻着这人参气味也挺好！

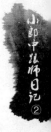

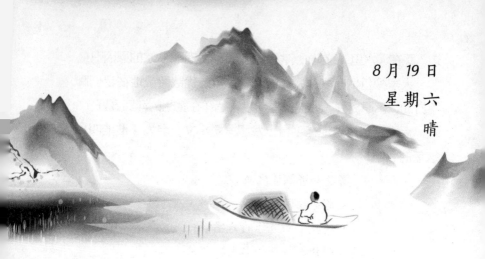

24.
孩子们健康的保护伞——鸡矢藤

　　从昨天晚开始一直停电，我不能烧水喝、不能煲稀饭、不能吹电扇，热得汗流浃背。

　　我习惯了有电的生活，假使有一天，把自己安放在无电的村落，我是否也能够生活得下去？

　　由于没电，清晨我去龙江亭比较早，听着小鸟的歌声，胸中似乎感觉格外地舒畅。

　　金宝、胡老师随后也到来了。

　　胡老师随手把陷下去的石头拿出来，从周围加了一些细沙再把石头填上。

　　举手之劳的事却让她做得不留痕迹，这是胡老师的闪光点，也是我要向她学习的地方。

今天，老师给我们分享的草药是一味比较神奇多功能的草药，放在鼻下闻有一股鸡屎的味道，与鱼腥草有鱼腥味，败酱草有败酱味有得一拼，吃下肚里，以臭治臭，以浊降浊，用于治疗脏腑经脉积滞，浊气偏盛的患者。

它是小孩消化不良，疳积的福音，它就是鸡矢藤。

鸡矢藤喜欢温暖湿润的环境，缠绕在山坡、林中、沟谷边的灌木丛上。鸡矢藤茎是偏圆柱形，性平和，味甘温。

鸡矢藤的功效如下。

第一，藤类药，无处不到，无所不到。

藤木通风定祛风，对枝对叶可除红。

枝叶有刺皆消肿，叶里藏浆拔毒功。

老师告诉我们一个小秘密，把南瓜藤苗心摘下炒来吃，可让身体大通，脑瓜子好使。因为蔬菜的苗心代表着少阳，不单疏肝胆，还通少阳，吃下去后，可把清气输送到头部，甚至巅顶，让大脑清爽，可预防老年痴呆，还能够养颜抗衰老。

第二，鸡矢藤具有这股臭浊降肠腑积滞的特点，能够钻通脏腑经络的同时，还能把臭浊之气通过肠腑排出体外。所以不要排斥臭味，它可降血管经络管道里的一切脏垢以及经络堵塞。

鸡矢藤的臭浊可消一切经络管道壁垢，让脏腑、脑子里的脏东西排出体外，斑痘自然而然地就可以消掉。

有一个小女孩，吃了牛奶糖后，黏腻的糖果零食粘在肠壁上，排不出体外，导致早餐、中餐、晚餐都不吃饭。

孩子的父亲找到老师。

老师告诉他们，用鸡矢藤、陈皮各一把，煮水让孩子喝下去，断掉一切零食。

孩子喝完后，排出许多黏腻的大便之后，胃口大开，喊着要吃白米饭。

小孩常见两个病，一个是外感风寒，一个是内伤食积。鸡矢藤可祛风寒湿，同时还可消食化积。

所以说，一味鸡矢藤还是孩子们健康的保护伞。

一些药厂已经研发出鸡矢藤冲剂或片剂，深受家长们欢迎。

鸡矢藤可治疗蚊虫叮咬，咽喉肿痛，水火烫伤……

前段时间，有一位患者因暴饮暴食，鱼肉吃撑了，导致皮肤瘙痒，抓哪哪痒。

老师用四逆散加黄柏5克，苍术10克，炒薏苡仁30克，川牛膝10克，丹参20克，石菖蒲5克，威灵仙5克，鸡矢藤20克，3剂药。

患者服下后排出很多黑色糊状大便，皮肤瘙痒随之而愈。

老师教他平时休息时多练习背后七颠百病消这一招式，每天练满200下，另外，要清淡饮食。患者生过病后，才知健康的可贵，因此，背后七颠百病消每天都练，清淡饮食绝不吃荤。

义诊后，我和胡老师去到农场给红薯秧浇水，又救了两条鱼。

现在是半夏生长的时候，胡老师说想挖一些体验效果。

我发现半夏的根有点像小小的芋头，本想尝试一下，没有姜在手上，只好作罢。待我们挖完几兜半夏，发现水桶里少了一条鱼，我们四处寻找，一定得找着，鱼脱离了水就会有生命危险。

我俩在一簇草丛中找到时，发现鱼正傻呆呆大口呼吸，它碰到我俩，也是前辈子修来的福。这两条鱼让胡老师归入到了河里，愿世间少点冷漠与杀戮，多些温情与慈悲！

我去到农场时，发现老师和大伙在为淮山药加竹子，藤太茂盛，竹竿得再多加，让藤顺势生长。

我们又种了莱菔子，老师说："莱菔苗是一道美味的菜。"

可不是么，以前在家时，到了吃莱菔苗的季节，这是一道不可缺少的美味佳肴。大家吃完之后，不断地排废气，真是神清气爽。

回去的时候，老师拿了一瓶蛇药酒给我们，由两面针、豹皮樟和其他药材浸泡而成，也可用于蚊虫叮咬。

看来，我腿上被蚊子咬过的地方，可以涂抹点，免得被挠成疮。

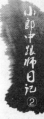

143

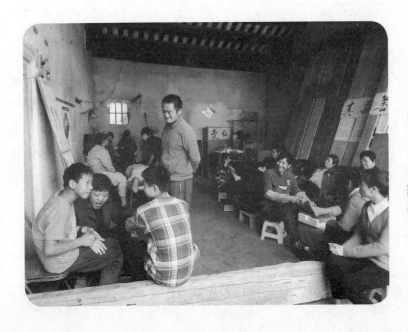

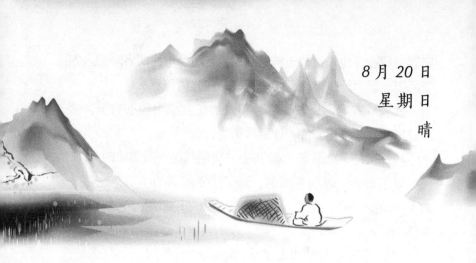

25.
荜茇的五大功效与大洋讲学义诊

《药性赋》曰："欲温中以荜茇。"

今天老师和我们分享的这味药挺不简单的。其实，老师和我们分享的每一味药都不简单，都可通上彻下，灵活运用都可治疗各类疾病。

今天这味药称荜茇，当地村民称为蒌叶。荜茇喜欢生长在树荫杂木林中，大叶片有我巴掌大，揉开后放在鼻下闻一闻，有很浓郁的香气，尝一尝叶子，没有特殊的味道，倒是香气留在了口唇间。

荜茇性味辛热，具有五大功效。

第一，祛风除湿。

村民干活，常与水打交道，时间久后，腰腿酸软疼痛，

144

特别是腿寒沉重。我们不治他的腿，而是治他的脾胃，因为脾主四肢。我们用荜芨配杜仲20克治疗，效果显著。

第二，散寒止痛。

《病机十九条》曰："诸病水液，澄澈清冷，皆属于寒。"

妇人白带偏多，质清稀。我们用荜芨30克煮水兑红糖喝上一段时间后，白带就会减少。因为荜芨可暖脾胃，脾胃健运后，寒湿就没有了，治其大环境。

第三，解鱼蟹毒。

五经富上车村号称捕鱼第一村。因地理位置处于水的源头，村民常与鱼虾打交道，平时食鱼虾蟹也比较多。

鱼生痰，湿毒下注双腿，令双腿肿胀沉重，当地村民就会采上一大把荜芨煮水兑酒喝，腿脚沉重就会减轻。

第四，祛痰镇咳。

有小孩吹风后，咳嗽不止，这时我们用荜芨煮水兑糖给孩子服下，可缓解咳嗽。

第五，祛湿利尿。

凡尿道炎、小便黄赤、尿刺痛，用荜芨、海金沙、黄芪、薏苡仁、赤小豆煮水喝。患者喝上一两次，排尿时的涩痛感就消失了。

上次，苏老师告诉我，在她们国学馆，每个月会用荜芨炒饭给孩子们吃，这样可预防痛经。

老师说："如果妇人用荜芨、小茴香打粉后，配点姜丝放在粥里，月经前1周，天天喝上一碗这样的稀粥，可预防痛经，同时也让肚子暖洋洋的，非常舒服。"

义诊时，一位妇人诉，最近心神不宁，浑身没劲。

老师把完脉后说："你主要还是脾胃的问题。有些气虚，思虑太多，分散自己对某些事情的注意力，你可下田地种蔬菜，没事时，多到菜园里走走。"

说完让我用四逆散加陈皮 5 克，炒麦芽 10 克，炒白术 10 克，茯苓 10 克，党参 10 克，黄芪 25 克，茯神 10 克，枸杞子 10 克。

异功散（陈皮、炒白术、茯苓、党参）健脾理气；炒麦芽行气消食，疏肝解郁；黄芪补气；枸杞子滋补肝肾；茯神味甘淡，性平微温，养心安神，同时还适用于心悸怔忡、失眠健忘等症。

义诊后，我们随老师去大洋云雾山庄讲学义诊。

主办方是老师曾经的英语老师，老师之所以接受邀请，是因为这位老师有一颗大爱之心，在学校深受学生们的喜爱与爱戴，经常利用自己休息时间为孩子们补课。

老师说："如此有大爱的老师邀请我去讲学义诊，我怎可拒绝。"

9 点，讲学准时开始，老师仍是以讲从头到脚的健康养生为主。

首先，从眼睛开始。当用眼过度，导致眼睛红肿热痛时，我们用桑叶 5 克，菊花 5 克，枸杞子 10 克，薄荷 5 克泡茶喝。

如果是白睛溢血，又称为兔子眼，可以用蒲公英 5 克，白蒺藜 5 克，桑叶 5 克，泡水喝上两三次，白睛溢血就消掉。

讲台下的老师们，像学生一样，认真地做着笔记。

老年耳鸣，一般是由于肾虚，我们用杞菊地黄丸治疗。

而生气、喝酒后引起的耳鸣多见于中年人，我们要用龙胆泻肝丸。

现在幼儿鼻炎常见，每个家庭里的小孩的鼻炎或轻或重，这时用苍耳子、白芷、薄荷各 10 克打粉，加些姜枣冲泡，喝下去后立马把鼻窍通开。平时，孩子可喝黄芪口服液培土生金，少食生冷瓜果，多晒太阳。

牙痛不是病，痛起来可要命。对于吃冷牙痛、喝热牙也痛的患者，我们用大黄 15 克，生麻黄、薄荷、甘草各 10 克，泡茶喝，1 剂知，2 剂愈。

而对于食用煎炸烧烤导致的口腔溃疡，我们用黄连 3 克，石菖蒲 10 克，泡水当茶饮，同时配合赤脚徒步引火下行。

老师讲到这里，又不得不提我们健康生活的五种绿色。

第一，住绿色的环境。

第二，食绿色的果蔬。

第三，在绿色的田野上赤脚徒步。以前一首很有名的歌叫《在希望的田野上》，来表达对生活的憧憬，对田园的热爱，以及洋溢的欣欣向荣的景象。现在，我们仍需要绿色的田野来强健我们的体魄。

食住行说完了，大家还要有一颗绿色的环保之心，和我们生病时用田野里绿色的草药来疗伤。

夏天经常吹空调，导致肩周痹痛，我们用黄芪、桂枝、白芍、生姜、大枣汤服用，缓解肢体麻木，肩部周围的酸痛。当然还得配合"划船操"。

老师示范给大家看，同时还注意肩颈部不要被冻到。

慢性胃炎，已经成为时代病。暴饮暴食，过食肥甘厚腻，如果胃会说话，早就跑出来教训我们人类的贪吃。

慢性胃炎要记住，三分治，七分养。而养好我们的胃，要吃饭时慢点、少点、软点、暖点，一息阳气一息命，别拿自己的生命不当回事。

147

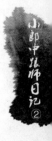

……

下午，海连打电话给我，说她给大家做了包子，让我带到农场去。嗯，谢谢她，时不时地喂养我们。

我们在农场给天绿香松土施肥后垄土。

老师说："这叫培土固木。会学习的人，在种田时也能悟出医道。"

胡老师在锄土时捡起一个大草根问老师："这是什么草药？"

老师说："这是硬骨龙，色白，有筷子粗，生命力顽强，用于清热平肝，利湿解毒。硬骨龙根煮水喝可清利小便。"

曾经有人用硬骨龙根捡回一条性命。据说有人生病后，大小便不利，躺在床上奄奄一息，被一位草医诊治后，嘱其家属去挖硬骨龙根，一大把煮水喝。急则治其标，只要大小便通利，患者就有得救。

患者家属给患者缓缓地喂下这水后，大小便通利了，人居然就活过来了。

这故事听着有点像神话，但硬骨龙根还真是神奇。只要对证，医生用单味草药让人起死回生，也不是没可能的事情。要不然怎么会有"单方一味，气煞名医"这句话？

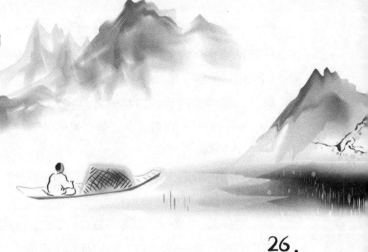

26.
葫芦与极品凉茶——葫芦茶

老师问："中医的代言是什么？"

我们猜："草药？把脉？针灸？葫芦？"

老师听后哈哈大笑说："没错，是葫芦。"

以前游医走街串巷，必带两样东西，第一铃铛，第二葫芦。

老百姓一看到这两样东西，就知道这葫芦里装有很多神奇的药丸，可用来治病救命。

现在，很多人不知道葫芦的实质是什么。

其实做人的修身齐家治国平天下全都在这个葫芦里，我们一辈子的修行都超不出这个葫芦。

葫芦有五种表法。

第一，葫芦的肚子很大。在寺庙里，香、纸、蜡烛丢进去，统统焚掉，化为灰烬，肚大能容，能化解世间一切不平，消一切烦恼、抱怨、是非、荣辱、得失。

第二，葫芦嘴巴小，口小慎言。肚大能容与口小慎言是相对的。一个人有了肚量后，又能谨慎他的语言。守口如瓶，防意如城，这是修行八字。

有人曾问孙思邈："一个人如果得了不治之症，样样都不顺的时候，该怎样扭转这命运？"

孙思邈答道："第一，善言不离口；第二，乱想莫经心。"

嘴巴要说出美好的语言，胡思乱想不要在心里，这两点做到了，养生绝对有保障。

葫芦的第三大表法是，悬壶济世，代表助人的胸怀。

如果为国为民，上升到了读书人的层次，就是心怀天下苍生的胸襟。

第四大表法是，葫芦用来装药，代表善巧方便，做什么事情有很多主意冒出来。

就像我们在田里干活，如果劈柴砍草，各干各的，干了一下午，也没干多少活，而两个人配合，一个拉草一个割，效果翻十倍。

第五大表法，葫芦谐音"福禄"。福禄寿尽在葫芦中，是前人至高的追求，是祝福人身体健康，有福有寿。

老师讲完了葫芦的五种表法，就讲今天的草药了。

这味草药在五经富泡茶方内名列前三，喝茶的人对它很熟悉，号称极品凉茶。在没有消炎药的年代，村民靠它度过一辈子。它喜欢生长在荒地、路旁，叶子就像葫芦，味微苦，含在嘴里，有止渴生津的效果。

它就是葫芦茶，用于中暑烦渴，感冒发热，咽喉肿痛，小儿疳积，黄疸，风湿关节痛。

葫芦茶有一个神奇的功效，放在咸鱼堆里，咸鱼不易发霉生虫；放在腌制的咸菜里，咸菜不易腐坏；煮水喝到我们身体内，可以净化我们的脏腑。

暑热天气，我们肠道内有积滞，时间久了易腐臭，毒素进入血分，产生周身不适，用葫芦茶煮水，可以洗涤我们的肠道。

上次老师带我们穿越，太阳很猛，大家把水全部喝完了。经过一条小道时，正好看到路边长有葫芦茶。老师告诉孩子们，采一两片含在嘴里，可让口舌生津，走很远都不渴。随后，孩子们都摘上一两片叶子含在嘴里，味道有些涩、苦，但苦后回甘，嘴里不觉得那么渴了。

肺热咳嗽，舌尖红，用葫芦茶根20～30克煮水后，咳嗽就会减轻。

更年期的妇人，感觉热从骨头里烧出来，用葫芦茶、地骨皮各一把，煮水喝下去，骨热感就退下去了。

葫芦茶兑蜂蜜可治疗便秘。

五经富三大名茶：布荆、白花蛇舌草、葫芦茶。

布荆解毒第一；葫芦茶消食化积，治撑胀第一；白花蛇舌草消肝炎肿毒，捣烂绞汁兑蜂蜜，治疗小儿普通高热第一。

早上义诊，有潮汕的患者慕名找到老师治病。

患者身体各种疾病，失眠，心烦，脂肪肝，腰腿疼，胃不适等，还有一个小伙子指甲是白色的。

老师说："针对患者的情况，我们要给他提高抵抗力，强健他的脾胃。万物土中生，脾胃好了，身体正气足，邪气自然

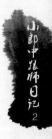

无处藏身。"

老师教大家背后七颠百病消，用空心掌拍打疏通经络，泰山压顶……

有一位老人，学了老师教给他的摇丹田后，今天过来高兴地说："现在我上楼没那么喘了，腿脚比以前有力多了，胃口开了，精神也好了很多，以后就赖上你们了。"

我们听后都哈哈笑了。

医者最大的收获不是在患者这里赚了多少钱，而是收获了多少患者的笑脸。

人吃药可以治病，但锻炼好身体，让正气存内，才是长久之道。

潮汕过来的患者，知道老师看病不收费，于是送了两箱淮山药面条、香菇、黑木耳给老师。

下午，天黑沉沉的，好像要下大雨。我想自己没伞，干脆等雨下完了再去农场吧。结果我等到 5 点 30 分，天才下淅淅沥沥的小雨。我没管太多，骑车去到农场，大家正在田里抱杂草沤肥料。

我给天绿香埋完肥料后，又给木瓜、紫苏、金不换、薄荷施肥。

老师说："干活不是人越多，效率越高，而是大家都懂得力往一处使，做事才有效率。"

今天大家干活的效率很高，但人也不会太疲劳，因为大家都懂得劲往一处发，力往一处使，干活不说话，说话不干活！

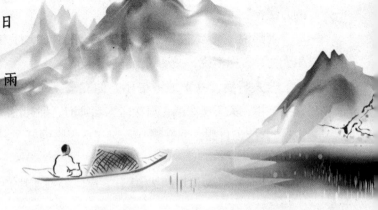

8 月 22 日
星期二
阴转大雨

27.
岭南十大名药之一——牛大力

　　今天老师讲的这味草药可了不得。这味草药是岭南十大名药之一，属于将军、宰相级别的。

　　它具有强经活络，养肾补虚，平肝润肺等功效，特别适合血气不旺、肾虚、风湿骨痛、急慢性支气管炎人群，对小孩、老人的尿频、尿急有一定的功效。

　　气味甘香，性温和，喜欢生长在深山幽谷之中，它就是牛大力，又称金钟根。根放下来一团一团的像金钟倒扣，因此又叫倒吊金钟；还叫大力薯，吃后可让人力量大增，像在人体布上一层金钟罩，增强人体抵抗力。

　　有一位老爷子，腰痛，容易感冒，他过来跟老师说："医生，我不想吃药，吃怕了。有没有不吃药，就可以治疗我腰痛

153

的方法？"

老师说："这太简单了，不想吃药就给你食疗方吧！你用牛大力、五指毛桃，煲汤喝上一段时间。"

老人听后，高兴地不得了。他立马买上骨头、牛大力、五指毛桃，天天煲汤喝，再次碰到老师时，精神饱满乐哈哈地说："食疗汤甘甜，很好喝。我现在不仅腰痛好了，连喷嚏都很少打了。"

老师说："人体卫气发源于下焦，补充于中焦，开宣于上焦。"

当脾胃有力后，气血能够供给到皮肤，为皮肤布上金钟罩，抵抗力就增强了。

牛大力治疗小儿尿床也是一绝。

有一个小孩已经有六七岁了，但只要睡觉就会尿床，孩子很自卑，父母很苦恼。

老师说："这种小事犯不着烦心，你用牛大力、五指毛桃、金樱子各一把，熬浓水给孩子喝。"结果，小孩喝了一个星期后，就没再尿床过。他父母乐开花。

老师说："中医药普及最快的就是草药文化的普及。路边一把野草拔来煮水，就能够治病，并能够把病治好，用效果说话。"

我们普及草药的愿景就是让我们的草药文化在国外也能够发光发亮。

牛大力治疗腰痛是一绝，治疗腰痛腿抽筋更是一绝。

老师用牛大力、淫羊藿各30克，小伸筋草15克，治疗腰痛腿抽筋患者，来一个治一个。患者服用第一剂药后，就不抽筋了，服用第二剂药后，腰痛基本缓解了。

老师说："人家养颜美容活血化瘀，我养颜美容则健脾益气。脾胃吸收好，肌肉自然红润有光泽。"

每一味药都有其自身的功效，我们要善于利用这味草药的特点，配伍其他的草药，治疗从头到脚的疾病。

我们义诊的时候，有一位老妇人诉："医生，我感觉有时候这心要往外跳出来，尿一着急的话就不自主地遗下来。"

老师把完脉后说："你的心肌有些缺血，脾胃也不太好。人老了，心别太焦虑了。"

然后用四逆散加颈三药（葛根、丹参、川芎）、陈皮、炒麦芽、牛大力、枸杞子、五味子、麦冬、党参。

方子中的药无非就是给患者健其脾胃，养其气阴，生其精血，提高患者自身的抵抗力。《黄帝内经》曰："正气存内，邪不可干。"有君子在，小人就会自动消失。

下午，雨下个不停，我望着这雨，打电话给小美。

小美说："我正在农场收集草木灰呢。我快收集完了，你别过来了，淋到雨可不好。"5点30分，金宝给我来电说老师去农场了，看着外面渐渐小的雨，我也赶到农场。

我们发现赤小豆已经冒出芽来，破土而出的绿芽看上去是那么脆弱。

我们把剩余的萝卜籽撒在了泥土里。花生有没冒芽的地方，我们准备把赤小豆补进坑里，翻开泥土，却发现，花生正努力地冒出嫩芽来。

胡老师说："这些种子的力量不可思议，我们看到花生没有长出地面，其实它正顽强地生长发芽。"

路过一个菜园，金宝告诉我有穿心莲，他吃了一丁点叶子，味道极苦。我不相信，摘了半片叶子含在嘴里，不一会儿，就苦到我不断地吐舌头。老师说："穿心莲清热解毒的效果不是其他任何草药能比得上的，能降五脏六腑的热火。但因穿心莲极度苦寒，食用过多后会把胃吃伤。"

为了更好地了解穿心莲，我们要求老师明天就讲穿心莲这味药，老师笑着答应了。精彩在明天！

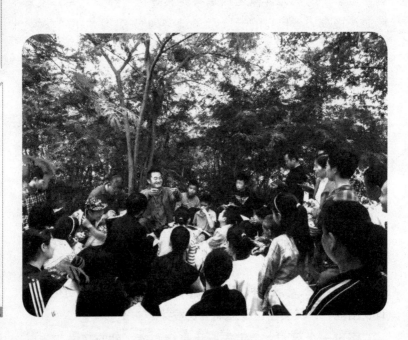

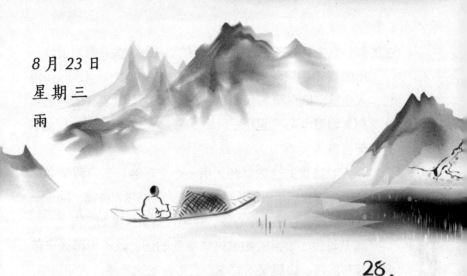

8月23日
星期三
雨

28.
有苦胆之称的穿心莲

清晨5点，我发现窗外下着大雨。

我说："下吧。现在雨下完了，等会我出门的时候就不会下了。"

准点出门，我发现外面真没有下雨，还有种庆幸之感。

在刘屋桥把自行车停好，发现河边停着一只翠鸟，我一边做着背后七颠百病消，一边观察着这只翠鸟。

我小时候救过一只翠鸟，本想把它关在笼子里养着，却发现天空更适合长嘴巴翠鸟。之后，很长一段时间，我都能看见它在鱼塘边的竹子上休息捉鱼。

而我眼前这只翠鸟倏地一下，冲进河水里，许是鱼太狡猾，翠鸟落空。这又有什么关系？翠鸟再一次瞅准机会，像离弦的箭，直中目标……翠鸟叼着鱼拍着翅膀消失在我眼前。

小时候的那只翠鸟偶尔也会出现在我的梦中。有时候想想，人生其实挺有趣，小时候的一个举动，却让现在的记忆如此深刻。如果今天不是阴天下雨，不是突然来到河边，我也不会勾起往事。

今天老师讲的这味草药，用一个字形容，苦，两个字形容，特苦。这味药可以清人体从头到脚的炎热、肿痛，能透一切心火、热毒，它就是穿心莲，也叫苦胆草，味如苦胆。

越王勾践如果当时知道这味草药的话，就不用那么辛苦地去找苦胆了，既腥又不好吃，直接就吃这苦草，方便省事，省下找苦胆的时间可以看更多的书。

人体从头到脚最苦的莫过于胆，说明这草和胆有得一比，苦到极致。穿心莲苦到人尝完第一小片，就不想尝第二片。

老师让我们在座的每一个人尝一小片这叶子，大家都苦到吐舌头，有的刚放到嘴里就吐了出来。

我拗了一小截茎放在嘴里，虽然味道苦，但我发现，当苦尽后，嘴里有一丝丝的甘甜，并且有生津止渴的效果。

苦尽甘来这个成语突然在我脑中冒了出来，我对古人造出来的成语顿时佩服得五体投地。

另外它还有一个名字，当地人喜欢称它为印度草。刚开始，我还以为这味草药是从印度传到中国的，就像乳香、没药。

但老师说，印度是一个比较热的国家，给它取名为印度草，是因为它极苦。极苦的草产自极热的地方，热需要苦寒来清火消炎热，印度草就是极热地方的甘霖露雨，普度众生。

在五经富，很多村民都种草药，也很善用草药。流行性红眼病时，村民知道用上桑叶就能够让红眼病好转。

但是，如果红眼病，晚上心烦、气躁、睡不着时，单用桑叶效果就会欠佳，村民在家门口，摘上一片穿心莲叶子，捣烂后，调些糖，用桑叶水冲服，效果就会如虎添翼。

因为桑叶水可以清肝肺之火；穿心莲入心，心主火，诸热瞀瘛，皆属于火。眼睛发红，脾气大，失眠，舌尖红，口苦咽干，一派暴火之象，用上穿心莲，就如天降甘霖，一派火象随之而退。

口腔溃疡的患者，疮口像火山一样爆发，感觉难受，又不愿吃中药，不愿打吊针，那就首选漱口吧。我们把鲜穿心莲捣烂，用蒲黄煎水后调匀，患者喝上一口，含在嘴里。注意千万别吞下去，因为太苦了，只要含着，不多久，患者就会发现疼痛减轻了，再含几口，便感觉不痛了。这就是穿心莲的神奇之处！

煎炸烧烤我们吃起来爽歪歪，香喷喷，吃了还想吃，结果脸上冒痘，喉咙冒火，急性咽喉炎咋办？我们用鲜穿心莲叶3～5片，配上桔梗来灭火。桔梗为引经药，指哪打哪，就像做人要有方向，医生用药也得有方向，不能乱打一通。穿心莲加桔梗，专消咽喉毒热。

159

为了伤痕累累的胃，我们要记住以后少吃煎炸烧烤。兴许，哪一天，胃罢工，我们就惨了。

猫狗虫蛇也过来凑热闹，被这些可爱的小动物不小心咬伤，该怎么办呢？小动物们无辜地说："我们也不愿咬伤你们人类，人类不友善，我们只好生气发狂咯。"

不用担心，原谅这些小动物，我们自制解毒酒。我们把穿心莲晒干，因为湿药有水分，泡酒后容易变质、腐烂。

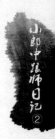

干的穿心莲抓一把，不管剂量多少，泡在高浓度的白酒里，过上一段时间后就是解毒酒，留着备用。

人被小动物咬伤后皮肤易溃烂发炎。这时，我们用这解毒酒涂在伤口周围，那些毒素就会跑出来，溃烂发炎的伤口就会慢慢愈合。

如果你受伤后，脾胃不好的，就先得把脾胃调理好了，伤口才会好得快，毕竟脾主肌肉嘛！

刚出生时的小宝宝说，我才从妈妈肚里跑出来，外婆、奶奶就给我喂上几滴黄连或穿心莲给我吃，是几个意思啊？

宝宝口里苦，但宝宝说不出来。原来这样做是排宝宝体内的毒素，让宝宝可以健康成长，明白能吃苦中苦，方能为人上人。

穿心莲还可以治疗急性尿道炎，配上车前草，就是黄金搭档了，哥俩好，见效快。

主角穿心莲坐不住了说："我的作用还真是一言难尽啊！现代医学研究发现，我还有抗癌的作用。先不和你们说了，我得去科学家那里，为中医普及奉献力量，下次机缘成熟，还是有请曾老师让我们共同叙旧！"

今天义诊，有从广州、河婆赶过来找老师看病的患者，他们都是吃了老师开的中药，睡眠改善了，腰腿没那么痛了，脾胃也有所好转。

老师说："大家来一趟也挺不容易，我教大家拍打手法。哪里痛，就拍痛处周围，让气血经络疏通后自然就不痛了，但关键是要坚持！背后七颠百病消这套功法可治疗我们周身上下疾病，坚持锻炼比吃中药还要好，上工治未病，预防大于治疗。"

有一位河婆过来的患者说："医生，上次我吃了你开的药方后，颈椎好了很多。最近由于应酬多，我嘴里长了溃疡，东西都吃不下。"

老师说："你的脾胃不太好。平时你要减少些应酬，别太计较得失了。"

说完让我开四逆散加丹参 20 克，石菖蒲 10 克，威灵仙 5克，木香 5 克，郁金 5 克，陈皮 5 克，炒麦芽 15 克。

今天正好讲到穿心莲，就用它的孪生兄弟黄连 3 克吧。

有句话说，哑巴吃黄连，有苦说不出。这说明黄连也是味道极其苦的药，苦寒清火消炎热，配上痛痒三药，还担心小小的口腔溃疡吗？

天空仍下着细雨，老师说："大家要不在桥下也铺个义诊台吧，方便我们讲学义诊。"

我们说干就干，每人搬两块石头，诊台就有模有样地搭好了。

老师一时兴起，问我们："'学所以治己，教所以治人，不学则不智，不教则不仁'，这句话怎么解释？"

我们都摇摇头，洗耳恭听。

老师说："学所以治己，用所学的知识对治自己的习性，成就自己的智慧；教所以治人，就是将我所体会到的道理，无私地奉献给别人，成就他人的人生。不学则不智，我们如果不学好，就没有办法开智慧；不教则不仁，如果我们不尽心尽力去帮助别人，成就他人的智慧，那我们的仁心，仁慈就落空了。"

好学的最终目的就是能够成圣成贤。

我想起"吾日三省吾身，为人谋而不忠乎？与朋友交而不信乎？传不习乎？"其中的传不习乎，是否和老师这句话相呼应。

老师教，学生温习，才能开智慧。

老师又问："我们如何做到仁？居处恭，执事敬，与人忠。恭、敬、忠把仁体现得淋漓尽致，我们要做到在家恭敬有礼，办事严肃谨慎，待人忠厚诚实，无论何时何地，内心充满仁爱，做到这些就足够了。"

我们听后都鼓起掌来。瞧瞧，太阳都被这热烈的掌声给吸引出来！

趁着出太阳，我们赶紧回吧，要不然，太阳一不高兴躲起来，下雨就不太好办了。

金宝说他买了鸡矢藤，让我也拿点回去尝尝。

也好，我亲自尝尝这些药，以后给患者用药才深有体会。

老师也是这么说的，不是非得要吃什么药，而是自己尝过后，才能有用药的心得。

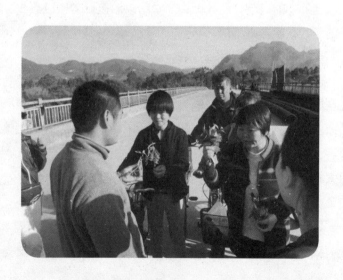

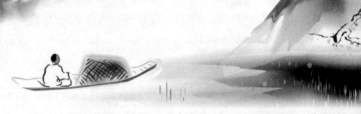

8月24日
星期四
阴有雨

29.
治痒良药——刺苋

有人跟老师说："中医太难学了，药太难记了。"

老师告诉他："人性，才是一门难学的课程。人性复杂而多变，而常见的药就四五百味，学好了可以用一辈子，没有比学药更划算的事业。"

163

《药性赋》《药性歌括四百味》《神农本草经》必须狂背死磕，大家一定要背下来。

无论学习什么技术，我们都必须有一样能够成为自己的专长，在这个领域里无人能及。

学习最怕认真和用心。我需要花不少时间来攻下《药性歌括四百味》。

今天老师讲的这味草药，在五经富多见，老师常给患者用上这味草药，也有人专门种植这味草药，销售给香港人。

这味草药喜欢长在干燥荒地、杂草丛中、河边、山坡，性微温，味咸，具有清热利湿，解毒消肿，凉血止血等功效。草药茎为绿色或带有紫色；叶片菱状卵形，带刺；汁黏。有刺能消肿，有浆能拔毒，有孔可利水，有毛可祛风，是众多药物药性最常见的功能分类。这味草药叫刺苋，又称野苋菜、猪母刺。

草药带刺能消肿，我们看到有人身上长了无名疔疮，只要到野外去寻找，看哪一味草药身上带刺，都可以采过来为我们所用。因为带刺的草药可把局部疔疮破开来，破开后需要把炎症火热消下去。

草药味苦可消炎热。然后我们尝一下车前草不是很苦；白花蛇舌草也不是特苦；一尝穿心莲的叶子，苦到浑身鸡皮疙瘩都出来了。

我们用刺苋配上穿心莲，捣烂后外敷局部疔疮；或煮水喝也行，但穿心莲味道苦，且效果没有局部外敷来得快。患者感觉局部外敷的草药热了就换，来回几次，无名疔疮就消下去了。

学习一味药，老师不希望我们只学到功效、主治、归经这些皮毛，而是希望我们学一味药可触类旁通，学到驾驭草药的思维方式。

一个草药名医，不是看他手里有多少药，而是看他用一味药能否触类旁通。就像有倚天剑的不一定是高手，高手往往是以不变应万变。

医生治疗皮肤瘙痒，有千百种药，就有千百种方法。凡是看到带刺的草药都可采过来用，要不然怎么说，满园青草皆是宝，关键看你会不会用。

建龙围村有一个小伙子，整个胸部都是小疹子。几个月内，他用过西药，也用过外洗的药，虽然都有效果，但病情反复发作。

小伙子碰到老师时，老师在路边的草堆看了看，杠板归正狂野地缠绕在杂树上。老师用手一指说："那个有刺，有将军之威，你去采了。"接着，又指着不远处的刺苋，说："这红色带刺的有将军之猛，两味药采了煮水泡澡，也可以捣烂外敷。"

那小伙子没想到老师给他用的都是不要钱的药，虽然不太相信，但试试又何妨。

小伙子冒着被刺的危险，将两味草药采回去，焖在锅里煮水洗澡。结果他洗一次后，红色的疹子就退去一半，洗三次后，身上的红疹全退了。

小伙子开心地邀请老师去建龙围义诊写作，房子由他免费提供。

老师说："达者千人缘，懵懂者结万人怨。明达的智者会珍惜生命中每一次缘，在惜缘中上进，所以每一个人都是他的老师；而懵懂糊涂之人，到处和人对着干，结下恩怨，结果把人生之路越走越窄。"

上车村有一位叫苏兰的阿婆，常年口干，吃了老师开的药，有效果，但会复发。阿婆平常把枸杞子当零食吃，效果也不大。

阿婆再次找到老师，老师说："你容易着急，心急就上火，睡不好，爱和人较劲，话又多，怎么会有效果？口苦咽干是因为有肝胆火，你的性子要放慢，别太计较平常事。

另外，最重要的是口水要用来养肝。水生木，老讲话，口水就会干掉；木缺水，肝就容易着急，起火。

你不把这些坏习惯改掉，我这里也无药可施。"

苏兰阿婆说："不用药，给我个泡茶方也行。我以后话少点。"

老师被她逗乐了说："好吧。只要你改掉了坏习惯，用麦冬、石斛、枸杞子、刺苋各一小把泡茶喝，立马有效。"

苏兰阿婆记下这四味泡茶方，她吃了一次后，睡了个好觉，连续吃了几次，口苦咽干好了，而且不用拼命喝水，脾气也没那么焦虑急躁了。阿婆乐得逢人就夸这药神奇，夸老师是神医。

老师说："这四味药可是白领们的福音。口苦咽干见一个治一个，治一个好一个，对更年期见后的焦虑症效果也很管用。"

麦冬、石斛滋阴润燥；枸杞子滋阴补肝肾；刺苋有刺带通、开破，可把臭脾气改过来，脾气越臭的，刺苋要多用。

现在，上车村的刺苋全部被苏兰阿婆扒光，晒干收起来了。

我想，麦冬、石斛又要脱销没货咯。

我们治疗慢性下肢溃疡，可用鲜刺苋加桐油敷疮口，可促进疮口愈合。

老师说："中医治病最擅长的不是用药，而是发现自然给我们的宝贝，向大自然淘不要钱的宝。"

有一位阿叔过来跟老师诉："医生，人老了，全身不适，头发昏，眼睛也花，耳朵还像蝉一样鸣，吵得我心烦。医生，你看还有得治吗？"

老师把完脉后说："你平时吃饭别太快，不要吃压气饭。你脾胃也受伤了，要懂得保护好脾胃，脉象跳得也没多大的力。"

于是让我开四逆散加黄芪、党参、枸杞子、丹参、陈皮、炒麦芽，仍是先抓三剂药。

老师还交代阿叔煎药时加几片姜与红枣，另外，示范背后七颠百病消的动作给他看。

现在，在刘屋桥上，除了赤脚走步的阿姨，还有背后七颠的阿叔们。临了，阿叔还买了两本《万病之源》，说是要送一本给他的朋友，让朋友也有正确的养生观。

现在不愁吃，不愁穿，身体健康，心情舒畅是人们的幸福指标，而正确的养生可提高人们的幸福指数。

义诊完后，路过认识穿心莲的菜园，正好碰到菜园主人——曾阿姨，我们热情地和她打招呼。

曾姨也很热情。她告诉我们："有人削淮山药皮或摸了淮山药后，手会瘙痒。这时，我们用穿心莲捣烂，拍在瘙痒的手上，立马可止痒。"

在她菜园里，我们还认识了苦楝子，和穿心莲一样苦。

老师说："我想在你家菜园讨点香茅种到农场去。"

曾姨说："用不着讨，你只管挖去。我这菜园里有的，只要你喜欢，都可以挖去种植。这些草药都可插植（就是剪一段枝就可以活下来），我种也是方便大家使用。"

曾姨说完摘了一大把朝天小辣椒给我们。我们还真没想到曾姨这么大方，许是知道老师为村民义诊，心怀天下苍生，所给予的回报吧！

地球是圆的，我们所付出的，终有一天会回到我们身边。

167

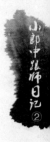

《圣经》的黄金法则是，你希望别人怎样待你，你也要怎样待别人，种下善因，才能够结善果。

胡老师今天要回深圳，我对她有些不舍。我本想买些当地特产给胡老师带回去，硬是被她拦下，说老师送了书、茶叶、蛇药酒、香薷……她的箱子和背包里已经完全塞不了了。

我仍给胡老师买了一袋面包，让她带在路上吃。胡老师上车的时候，我没有送她，因为我的感情太脆弱了……

下午，将近五点半才到农场，老师呵呵笑说："你又迟到了哟，我们都已经出了一身汗了"。

我看了看，可不是，老师的上衣已经湿透了，裤子上半截也已经湿了，其他人的衣服多少也被汗浸湿。

我说："老师放心吧，待会我会更努力地松土。"

于是，我扛起锄头往竹林里头走去。

今天又是开荒。不过，今天这块地全是沙地，特别容易松土，虽然地上同样长满了杂草、玉竹、木薯枝，但不多功夫，全部被我们撂倒。

人多力量大，做事有方法。

我忍受着被蚂蚁咬、被蚊子叮，把这些草耙到竹林下。刚开始我还以为是自己出门不利，蚂蚁、蚊子专咬我，但知道大家都被蚂蚁、蚊子咬，就说明这些小动物对我们都是一视同仁，与出门的时辰无关。

6点多，天空乌云密布，看来一场大雨马上就要来临了，结果还真是马上下雨……

天渐渐地黑了，看着大家都被雨淋湿了，老师说："大家记得回去喝一碗暖暖的姜枣红糖茶。"是呀，姜枣茶，可以驱赶风寒湿，我回去要熬上一碗，暖暖我的胃……

小郎中跟师日记②

30.
值得我们研究一辈子的药——艾叶

每天出门我都会含上一片生姜，最大的感受是，骑车被风吹，不会起鸡皮疙瘩，另外一个就是还未到点，肚子就唱空城计。生姜暖胃，促进了我的胃蠕动。

老师说："医生把药拿来治大部分的疾病，就可以成为名医。而成为名医只是我们的小目标，更高的是成为现象级名医。"

就像朱良春朱老先生，因为他一个人带动了千千万万的医生从事救死扶伤的医疗事业，让千千万万的中医有属于自己的技能，守护一方老百姓的健康，让整个南通因为有了朱老而自豪。

有人认为，国家在医疗方面投入越多的钱，越能保障老百姓的健康。

其实，我们在中医看来，中医治病无须花太多的医疗资金。一个健康的医疗体系，不是国家投入多少资金、研发多少药物、老百姓买多少药吃，而是国家在医疗这块投入的资金少，老百姓的身体却很少生病，这才是标准。

或许在未来的几年里，老百姓关注的不再是小鲜肉、老腊肉的明星，而是正确的养生产业，生活安逸的日子，身体健康才是永远不老的话题。

今天老师讲的这味草药很多人都知道，并认识它，却没有深入的了解它。这味草药值得我们医者研究一辈子，特别是妇科方面疾病的治疗，它的作用不亚于人参、黄芪。

平时煲汤用上这味药，可让汤香四溢，胃口大开，强身健体。它就是艾草，又名艾蒿、香艾、炙草、黄草，喜欢生长在路边草地，生命力极其顽强，只要是向阳且排水顺畅的地方，都可以看到它的影子。

中医有句话，应季是药，过季是草，就是指草药在采收的季节就是药，过了季节药效就降低了。

我们如果现在去挖淮山药，是水水的，而冬至前后的两三天去挖，便是淮山药中的极品；现在去挖牛大力，香味透不到骨子里，冬至去挖，牛大力香得不得了；现在买的蜂蜜就是比不上冬至前后收集的蜂蜜，冬至的蜂蜜蜜色如油，不易变坏，变质。

用五月初五前后两三天采收的艾草，放在房顶上晒干后，与茶叶各半拌在一起，泡出来的茶，对小孩肠胃不好，消化不良，吃撑吃胀，舌苔厚，效果特别好，相当于消积茶。

《本草纲目》记载："艾草服之走三阴而逐一切寒湿，转肃杀之气为融和，灸之则透诸经，而治百种病邪，起沉疴之人为康寿，其功亦大矣。"

如果是风热感冒初起，我们用艾叶配薄荷或绿茶；风寒感冒初起，我们用艾叶配生姜，再配合背部刮痧、捏脊，揉开大椎穴，寒气就可排出体外。

中医治病绝不闭门留寇，那都是开门送贼，身体百病都是先开汗孔。有人受寒吹到风就头痛加重，我们用艾叶一把加鸡蛋煮水，吃鸡蛋，喝艾汤，头痛就好了，这是民间流传下来的小偏方。

老师说："现在人们都用茶叶煮出来的鸡蛋卖，将来说不定用艾叶煮鸡蛋也会问世。"

妇人月经量多，又叫功能性子宫出血，肚子又痛，这时用五月份采的艾草根，切碎炒焦后加醋水各半煮水服用，血很快就可以止住，醋酸能收敛，炒焦的艾草根能暖宫止血。

我们治疗妇科疾病，艾附暖宫丸、胶艾汤这些名方不可不知，不可不晓。在农村，这些名方可以让患者花很少的钱把病治好，中医行医用药一定要简、便、廉、验。

老师又强调说："简就是简单容易。患者肠道里有积滞，不需要买一盒几十块的消积丸，而是到田边采点艾草加点茶叶、蜂蜜，无须花太多的钱，就把病治好了。"

我们用艾叶、刺苋、鬼针草、杠板归等煮水泡脚可治皮肤瘙痒。皮肤瘙痒、癌症患者一定要戒腥，凡是带血的东西要少吃或不吃。

因为这些肉食吃下去后会动血，容易让人产生情绪激动。蔬菜又叫静物，吃下去让人安静，不易动血，植物的蛋白营养更利于人体吸收。

富人吃药，穷人泡脚，用艾叶和花椒煮水泡脚，可除风湿寒痛，消腿部水肿。

现在市面上有艾叶蚊香、艾叶牙膏、艾叶沐浴露、艾叶枕祛头部风湿、艾叶驱风油，治疗腹胀不能消化、蚊叮虫咬、艾叶肚兜暖脾胃、艾叶粥、艾叶汤……

现在很多养生馆都用艾灸调理身体，我相信用不了多久，艾草会走进千家万户。

有一位阿叔高兴的跑过来对我们说："先生，您给我开的药，我吃后胃也不痛了，也不反酸了。"

我接过处方一看，是四逆散加苍术、厚朴、陈皮、炒麦芽，说："这哪有什么止痛药啊。"

老师接过处方哈哈笑说："你什么时候见我用过止痛药止痛。我们用四逆散使他的情绪舒畅。患者为什么会胃痛、反酸？这与他平时焦虑紧张，生气吃饭有很大关系。"

《治病主药诀》讲："腹中窄狭苍术宜，胀膨厚朴姜制法……"苍术可让胃部滞塞狭窄处可得到宽敞；厚朴令腹中满、膨胀的现象通过排气释放；陈皮、炒麦芽行气健脾疏肝。

我点点头，老师又接着对阿叔说："你想要胃病不犯，一定要做五戒，即戒饱、戒急、戒久坐、戒熬夜、戒冷饮。"

这次阿叔不断地点头，说："对对，我看了先生写的《万病之源》后，有些坏习惯在慢慢地改变，运用到生活中，确实有效。"说完，他还对老师竖起了大拇指。

下午农场，范老师问老师："现在很多国家在研究《易经》这部经典，我国也有很多专家在研究。《易经》到底讲的是什么？"

老师听后，哈哈笑地说："《易经》讲怎么把事情做得不难。我们治病，如何把复杂的病简单化，是医者所要追求的目标。人活在世上，简单点，干自己喜欢，而且又能够对大家有意义的事情。"

老师一边铲土一边说："这块地是沙土，特别柔软，适合种淮山药。但现在过了种淮山药的季节，明天我买来萝卜种子，种萝卜。冬吃萝卜夏吃姜，我们也适应季节种菜。"

我们用锄头把沙土挪平，方便明天播种。

嗯，是的。我们要做自己喜欢，又对大家有意义的事情。

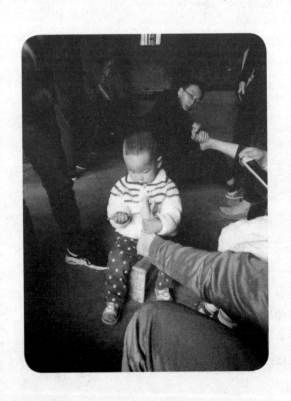

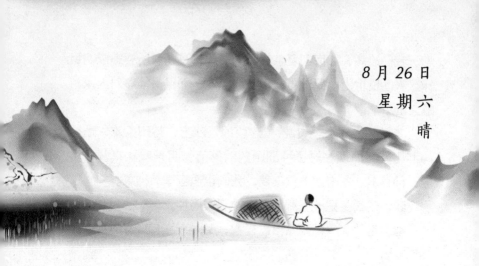

31.
肾炎水肿的妙对——黄芪、赤小豆

10 年前，如果有一个村子里有癌症患者，大家会觉得这是一个不可思议的事。现在平均每个家庭里面有一个癌症患者，都不足为奇。有医者预言，在未来的 10 年里，每个家庭都将有一个癌症患者。

这不是危言耸听。我们生活在最好的时代，不愁吃不愁穿，但是工作压力大，夜生活丰富，经常熬夜。人们只注重脑力活动，欲望得不到满足，迷失自己也是不争的事实。

中医普及太需要走进千家万户了。

老师也常感慨，我们的中医普及任重道远啊！

今天老师和我们分享的这味草药是一味极佳的药食同源之品，是癌症脚肿的福音，是疲倦乏力者的希望。它就是赤小豆，其色红入心、入血，具有行血补血，健脾祛湿，利水消肿之效。

现代人经常会吃一些含有农药残留或化肥激素的水果蔬菜，这也是无法避免的。人们平常用赤小豆绿豆煮水喝，就可以解体内的毒素残留。

绿豆色青入肝，解肝胆部之毒；赤小豆色红入心、入血管，可解心血管之毒；配上黑豆入腰肾，可利腰部水湿。

赤、青、黑对应心、肝、肾，可以让人体内上、中、下焦的水湿从大小便利出。

肝硬化、腹水别担心，有赤小豆加鲫鱼帮助你！

我们用赤小豆1～2斤，鲫鱼1条一起煲汤，吃豆、鱼，喝汤水，可以治疗各种腹水后期，肚子膨胀排水不利。

这个汤方来自于民间，也救过很多类似的疾病患者，要不然怎么说中医的根在民间呢。

中医会使用赤小豆、鲫鱼煲汤，让患者先喝上一段时间，把胃暖起来，利用阳气把阴成形的实物排出体外，配合培补脾胃，多亲近大自然，多下田地干活……

老人心衰、心脏没力，导致腿肿心脏不适，这时用最安全的食疗，就可以缓解。黄芪（五指毛桃效果更好）、赤小豆各100克，加点陈皮煮水喝，立马消腿肿，一般2次就见效。这也是临床经验之谈。

黄芪能够补心肺力气；赤小豆能够入到心里，把浊水通过小便排出体外；陈皮可以开胃行气。患者气足胃口开，浊水排出体外，腿肿一消，心脏压力减轻，心脏不那么难受了。

老师还给我们分享了一个名方，适合体虚劳累，红细胞减少、癌症化疗后体虚等患者的康复。所有慢性病到后期都是脾肾两虚，气血不足，我们要补脾肾，益气血，并且患者吃后好消化，不上火，这个汤方就叫五红汤。

中医治疗肠痈、慢性阑尾炎，用赤小豆、薏苡仁，可行气排脓浊；治疗皮肤瘙痒、荨麻疹、黄疸，用麻黄连翘赤小豆汤。

麻黄开表，表一开痒痛就减轻，表不闭身体就不痒。

诸痛疮痒，皆属于心。连翘入心，清心除烦，排疮脓与肿毒；赤小豆解热毒，疮肿宜用，利浊水，让血脉干净清洁，治疗疮肿毒痛所向披靡。

赤小豆富含蛋白质、脂肪、粗纤维、碳水化合物、钙、磷、铁，有消除水肿，解毒排脓，降压降脂，通肠润便等功效。

老师讲啥，就来啥患者。有一位妇人，脚浮肿，走路不利索，跟老师说："先生，你看我的双腿肿得像萝卜，一按一个坑，久久起不来。"

我探头一看，也学她，用手指在她腿上按了一下，马上凹陷下去。

老师把完脉后问："你最近吃水果、吃鱼了吗？"

妇人点点头，说："我吃了些瓜果。我没吃鱼，只喝了鱼汤。"

老师说："戒掉水果，你这体质越吃瓜果脚肿越厉害。鱼不能吃，鱼汤更加不能喝。鱼汤生痰，你的身体消化不了，全部积在双腿。另外，鱼吃多了，易产生毒素，你这双腿肿是身体在自救。你回去用一把黄芪、赤小豆煮水后加上苏叶，服用两三次就可消肿。"

妇人问："我不用吃中药？"

老师说："你先吃三天，好了就不用过来，不好的话再过来吃中药吧！"

妇人点点头说："也好。反正我家里有赤小豆和苏叶，再到药店买点黄芪就好了。"

妇人家里就有赤小豆和苏叶，却不知道苏叶可解鱼蟹毒，赤小豆可利水排浊。其实，我没听老师讲赤小豆的用途前，也不知道它的功效。

下午，老师又买来玉米种和萝卜种，播种在我们昨天开垦出来的沙土里。

五经富的天气还真有意思，一年四季都可以种玉米。我们上次种的玉米成熟了，由于没有用任何的农药，所以玉米上有许多的蚂蚁。我们还挖了地瓜，个头不是很大。地瓜上面也有蚂蚁，甚至还有蚯蚓。但，这些有什么关系，根本就不影响我们的食用。

我们挖的玉米、地瓜装满了两个蛇皮袋，老师分给每人一份，还不可以拒收。这就是丰收带给我们每个人的喜悦。

前段时间，我们种的萝卜已经冒出苗头了。当时老师交代我们每个坑里放四粒种子，我们却是随手一撮、随手撒。我看了一下，萝卜苗密密麻麻的，长到有莱菔缨的时候，我们就天天吃莱菔缨吧。

一说到吃，我又得先喝水垫底了……

当夜幕上悄悄出现北斗星、月牙时，我们就回家。

老师说："我们有五干，即闻鸡起舞干、旭日东升干、热火朝天干、头顶烈日干、披星戴月干。"

我们在清晨起来上早课，在太阳升起的时候义诊，在下午四点半的阳光有些猛，我们从不吝啬汗水，直到夜幕出现星星，我们才回。正所谓日出而作，日落而息。

人体遵循大自然规律，身体才健康，才能享受劳动带给我们的乐趣。

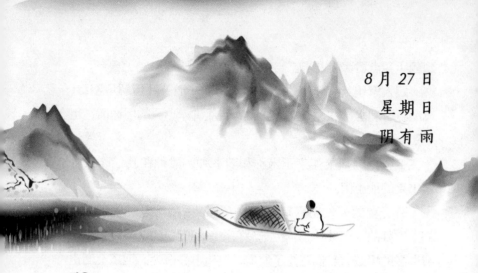

32.
敢与癌症叫板的神奇草药——半枝莲

今天老师跟我们分享的这味草药很神奇，它敢跟癌症、肿瘤叫板。我们当地有一句谚语：识得半枝莲，可以伴蛇眠。这句谚语就是说，我们认识半枝莲，和蛇在一起都不怕。

半枝莲又叫韩信草。相传当年韩信受胯下之辱，被打到口吐鲜血。有一位阿婆不忍心看他英年早逝，于是就拔这种草煮水给韩信喝。韩信喝下后，不仅血止住了，也没有留下任何后遗症。

后来韩信率兵打仗，士兵们只要受到刀枪棍棒伤，韩信就会教士兵们用这种草药疗伤。再后来，人们为方便记住这味草药，就把它称为韩信草。

半枝莲喜欢长在田边或湿润的草地上。《校正本草纲目》

记载："此草开紫白色花，草紫红色，对结对叶，七八月采用。"半枝莲性平，味微苦，具有清热解毒，活血化瘀，疏通血脉，消肿止痛，抗癌等功效，治疗热火上炎，局部跌打损伤，局部血脉堵塞，肿块疮痈，早期肝癌、肺癌、宫颈癌等，都有很好的效果。

有一位草医可以治疗癌症。就算在医院判死刑的癌症患者，找到草医后，吃了他开的草药都有效果，甚至有的患者可以治愈。

很多人向草医取经，他都秘而不宣，视为枕中方。在临死时，他告诉一位道医，治疗癌症就三味药：半枝莲、半边莲、白花蛇舌草。

很多人看后，都说："这三味药不是治疗蛇咬伤的吗？怎么可能治疗癌症？"

殊不知，世上最毒莫过于蛇毒。蛇毒能用草药解，普通体内的湿毒、热毒、火毒、燥毒，一样可以用草药解。

在五经富当地有一位草医，他治跌打伤有一绝。有一位患者胸部被打伤，气都转不过来，很难受。草医就用一把半枝莲捣烂后酒水各半治疗，患者服下去后，气转过来，也不难受了。

这味草医感慨地说："半枝莲治疗跌打损伤、毒蛇咬伤，是看得见的效果。可惜半枝莲越来越难采了，因为除草剂所过之处，奇花异草很难再长出来。"

为什么现代肺炎、肺癌的患者越来越多？除了空气污染的影响外，还有人们心情郁闷。诸气膹郁，皆属于肺。人们心情郁闷加上呼吸吸入的浊毒，体内无法代谢，时间久了，肺部就产生了肿瘤包块。中医在辨证方中加入半枝莲、半边莲、白花蛇舌草、白英可大大提高治疗肺癌的治疗效果。

上次有个广西过来的老师，和老师交流临床经验时，他告诉老师："我们用紫草、半枝莲煮水洗局部，可以治疗烧伤、烫伤，如果烧烫伤严重，血脉里头有热就喝几口汤水。紫草是治疗烧伤中最厉害的一味药，能够降血毒。"

另外，半枝莲还可治疗肺脓肿、咽喉炎、扁桃体炎、热性血痢、尿道炎及小便尿血疼痛……

一位阿姨过来看病，左瞧瞧我，右瞧瞧我，然后冒出一句："你胖了，脸上长肉。你刚来这里的时候，感觉一阵风就能把你吹跑了。"我刚来的时候，有那么瘦吗？不过一阵风休想把我吹走，因为我会抱着树不松手啊。

接着，阿姨又竖起大拇指对老师说："你这个徒弟不错，做事认真，还跟着你去田里做事，强身健体。有机会，我把我孙女也带过来，跟你们去田里干活。"阿姨过来是看病的，还是……

阿姨绕了一圈，终于转回来说："先生，我咳了好久，也吃过药，去医院做过检查，打过吊针，但越发咳得厉害，咳出来的痰都是偏白。"

老师把完脉后说："你晚上咳得厉害。你要少讲话，话多耗气。另外，那些水果不要再吃了，可以喝温开水。"

阿姨点点头说："水果倒是有一段时间没吃了。可要我不说话，就有点闲得慌。"

老师正色说道："话多不改，你这病好不了，药也白吃。还有你那脾胃，吃下去的食物不消化。你要是感觉闲得慌就去田里干活，或者把脚尖掂起来，停顿三两秒，再放下脚后跟。"

说完，老师把背后七颠示范给患者看。

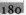

阿姨跟着学一遍，说："我感觉挺容易。"

老师说："你得每天做 200 下才算数。"

阿姨想说什么，但终究忍住没说。

老师让我给她来四逆散加四君子（茯苓、党参、炒白术、炙甘草）、黄芪、炒麦芽、陈皮，没有止咳的药。

老师说："久咳的人我们要调他的脾胃肾。我用四君子培土生金，只要脾胃强健有力，虚邪贼风才能平复，咳嗽才能止住。"

我们听后点点头，理顺病机，用药如有神助，直中病机。

我这两天蒸菜会放上一小撮陈皮，最大的感受是，虽然我吃得多，但不容易吃撑，肛门排气比较多，胃口也好了，要不然阿姨怎么说我长肉了呢。

下午下雨，一直没停，我没有去农场，后来听小美说，老师下雨也去了农场干活……

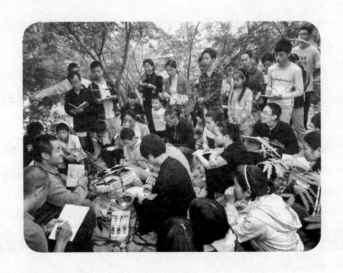

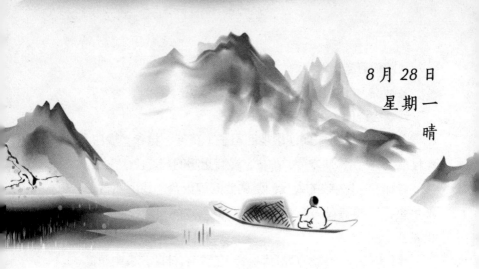

33.
一味很普通却很非凡的草药——
白花臭草

在五经富，很多老年人，生病后都会自己去找草药治疗疾病。

所以这里草药文化色彩很浓厚，在镇上有很多草药店，老师说："以后有机会，我带你们去拜访这些草药店老板和草医，大家一起学习交流。"

老师现在讲每一味草药都可以在草药铺找到。老师今天和我们分享的草药是当地无人不知、无人不晓的草药，这味草药如果被研发出来，应用到临床可治疗各类疾病。

这味草药生命力特别顽强，生长在田园菜地、水边，甚至在房檐水泥缝里，盛开着白色或是蓝色的小花，花味道很芳香，周身有细而柔软的小白毛，它就是白花臭草，又叫胜红药。白花臭草揉开后放在鼻下闻一闻，气味清香，沁人心脾，尝后有微微苦涩，能够祛风清热，止血止痛消炎，还可以排石。

我最早接触白花臭草，是上个月山林班的孩子在田里干活时，不小心被镰刀割到手，鲜血直流。

老师见后，急忙在路边拔了一小把此药白花臭草，揉烂后敷在孩子的手上，然后就地取了白茅根叶子，做绷带包扎伤口。我没想到，药敷上去后，血就立马止住了。

老师说："在户外做事，人被割伤后，有时找创可贴的机会都没有。明眼之人，一见白花臭草采上一小把揉烂敷上，比任何止血药都管用。"

最主要的是，白花臭草能够止血不留瘀、不留疤、不发炎、不疼痛。孩子们从老师这里学到了用白花臭草止血，只要出血，孩子们会自己去找白花臭草敷上，用白茅根叶子扎好。

白花臭草治疗中耳炎更胜一筹，简单便廉，绿色环保。我们单味白花臭草捣烂敷后，用吸管吸上几滴绿色的汁，滴入患耳内，每日2~3次，第二天，就有良好效果。

现在口腔溃疡最常见，治疗的方法也多。有些药用起来比较苦，而我们可以用白花臭草15克，艾草10克，煎水后含漱。老师提醒我们说："新鲜的草药煎煮时间不宜过长，时间久了，药性全挥发了，起不了治疗效果。含漱治疗口腔溃疡的话，患者要多含几次，不要嫌麻烦。毕竟比起打针吃药，含漱的治疗效果更直接。"

现代人，懒在腿，死在嘴。大家暴饮暴食后，不运动，结果产生各种疾病。木克土，胃发堵，饮食不化变毒物，再好营养都胀肚。

糖尿病不可怕，可怕的是明知自己有糖尿病，仍不管嘴，不迈开腿，最后引发并发症。糖尿病患者出现并发症烂脚趾，如果我们不及时处理，就会越烂越严重，甚至要做手术锯脚。所谓小洞不补，大洞一尺五。糖尿病患者要尽量避免出现并发症，实在避免不了，在烂脚趾刚开始，就用白花臭草捣烂后调蜂蜜敷在患处，可促进伤口愈合。

每一味新鲜草药都可治疗感冒解表，白花臭草也不例外。发热、咽痛、头痛，我们用白花蛇舌草加薄荷煮水兑些红糖，感冒一喝就好。如果是风寒感冒，就用白花臭草加生姜；如果是落枕，用白花臭草加葛根；急性扁桃体炎，用白花臭草配射干，或半枝莲，又或一点红；治疗痈、疮、疔红肿化脓期，用白花臭草捣烂后跟冷饭调敷患处。

兵无向导不达贼境，药无引使不通病所。

老师说："中医用药的思路非常灵活，每一味药都可产生不可思议的效果。我们用的全是将相之药，一药多能，并且在当地应季容易找到，功效又厉害。"

白花臭草全草入药，夏秋季采收，现在正好是采收的季节，可以用鲜品，也可以晒干后备用。白花臭草有毛能祛风清热，芳香可定痛止血，是当地治疗各类疾病必不可少的草药。

有一个小伙子来看病，原因是龙眼吃太多上火了，引起牙龈肿痛，咽喉肿痛，据他自己反应，感觉鼻子冒出来的气都是热的。对他的感觉描述，我深有体会。我也是龙眼的追捧者，一次性能搞定三斤龙眼，可龙眼吃多了舌头感觉发麻。我吃太多的感觉只有鼻子冒热气，吃饭没什么胃口。

老师说："你龙眼吃太多，脾胃运化不开，堵在肠胃，发热了。"

于是让我开四逆散加连翘、栀子、大黄、薄荷，三剂药。

另外老师让小伙子采些白花臭草跟一点红一起煎煮。四逆散疏肝解郁；连翘清十二经水。

《药性赋》上讲："连翘排疮脓与肿毒，栀子可泄三焦火。"

大黄、薄荷可平肠胃食积之热。白花臭草跟一点红是我们今天学习的知识点，老师马上就运用于临床。

老师教小伙子说："好吃不多吃。一个人管不住自己的嘴，不爱惜自己的身体，这是最愚痴的行为。好吃、爱吃的食物也要有所节制的吃。吃一垫要长一智了，你这牙肿咽痛之苦就没白受。"

小伙子点点头，我听后也悄悄地点了点头。我们贪图口欲，是要付出代价的。

下午在农场，老师说："你们要找到喜欢的事业，然后努力去做。最先开始的时候，你们不要过分期待成果，而应该培养出浓厚的兴趣。"

我们听后双手赞同。

看着农场里生机勃勃的植物，我若有所思。每个人生长的环境不同，所受的教育、接触的人际关系也不同，所持观点也会不一样。或许，这个时期我是这样的观点，若干年后，因为阅历跟见识的增长，我更希望自己不是以自我为中心，有使命感，心怀天下，像老师一样，坚持不懈地朝自己的使命努力。

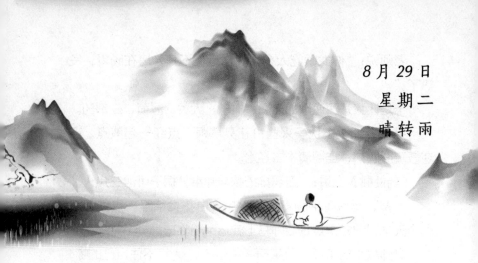

8 月 29 日
星期二
晴转雨

34.
平凡又神奇的多本领药——咸酸草

　　清晨出门，我在路边看到一个装有喜糖的盒子，捡起来，打开一看，纸盒里面白白净净的。我想这么好的纸片扔了可惜，拿回去裁成小方条，可以给小孩写口服药，写出来显得大气漂亮。

　　上次，我们随老师去龙山搬书，没想到半路老师被朋友拦车去义诊，笔纸都没带。老师找出一张装香烟的硬纸壳拆开，裁剪后就是一张处方笺。

　　虽然不像正规医院的处方笺，但在这里，患者都是老师的朋友，或慕名而来，一支铅笔写在纸上就是治疗疾病的处方。

　　生命可贵，但有时也要不拘于形式，具体问题具体分析，

186

特殊事情特殊对待。

临床上，护士静脉穿刺要先用综合碘消毒，再用酒精脱碘，然后等酒精自然干后，戴橡胶手套双穿刺……

如果真这么操作，一个上午，一名护士只能静脉穿刺六七个患者。面对医院的大量患者，一个科室需要配备几名护士，工作才能顺利开展。

今天老师和我们分享哪味草药呢？

老师说："酸苦甘辛咸，中医说就是五味。我们的厨房就是药房，酒可行血破结，生姜可发表，醋可收敛，盐软坚散结，糖可益力缓急。"

如果患者痹痛多一些，我们辛辣的多用；虚得厉害，甘甜多放；燥得厉害、气浮，苦酸的多加；体内有硬块、结块，咸就主打。

五味入五脏。人们会用，什么都可以用来调身体，不会用，药是药，盐是盐，再好的药也达不到理想效果。

今天老师和我们分享的这味草药，既平凡，又有点神奇色彩。平凡是因为这味药草到处都是，神奇是因为它的功效少有草药能及。

这味草药味道尝起来酸酸的，再仔细一尝，还带有咸味。咸酸草的籽特别有趣，你用手一碰，他们就会蹦蹦跳跳地弹出来。因咸酸草的味道酸咸，可以清热利湿，解毒消肿，治疗感冒发热、肠炎、尿路感染、尿路结石、跌打伤、毒蛇咬伤、痈肿疮疖。

在龙山有一位茶农，只要天气变化，他的背部就酸痛严重，甚至痛到无法去茶园工作。

有一次，茶农碰到草医和老师入山采药。

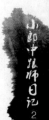

老师告诉他："你去找新鲜咸酸草，捣烂后加酒擦背。如果你想达到更好的效果，用酒将咸酸草炒热，背部哪里痛就擦哪里。因为酒可以行气活血，咸酸收敛涤污脓，可以把局部的瘀浊洗涤开。"

茶农连续用了几次后，告诉老师："这方法比拔罐还有效果。"

从此，茶农到刮风下雨照样采茶，房前屋后田园的咸酸草都被茶农收藏起来，用酒炒后备用。

老师说："以后我们农场发现咸酸草别铲掉，它治病效果太好了。"

人们与人打架受伤，或是骑车时不小心摔倒、走路不小心绊倒，导致体内气脉受伤，局部有瘀血。

我们就要找一味既可排瘀血，又可消肿行气活血的药。咸酸草可以把血管周围的杂质洗掉，酒行气破血，我们用咸酸草兑酒直接喝可以消肿退瘀，剩下的哪里疼痛敷哪里，内服加外敷，可收到治疗跌打伤的奇效。

一位妇人经常和她丈夫吵架，吵到乳腺长包块，她吓了一跳，担心是癌症，找到昌叔。

金昌叔点燃一根香让她闻，问："你有没有闻到香味？"

妇人说："我可以闻到香味。"

昌叔说："鼻子能闻到香味。你的包块不是癌症，还有得救。"

原来，癌症患者在中晚期，鼻子是闻不出味道的，吃东西也吃不出什么味道，越没味道说明病得越严重。

昌叔用咸酸草捣烂后加酒炒热后外敷，患者乳腺鸡蛋大的包块，第二天就好了很多，连续敷上一段时间包块消失了。

妇人说："我以后再也不敢跟任何人吵架了。"

因为昌叔告诉她，吵架就是找病受，乳腺包块是小问题，以后体内患癌症，后悔都来不及。

咸酸草治疗疔疮也是一绝。新鲜的咸酸草捣烂后和红糖调均，外敷患处，热了就换新鲜的外敷，一天敷个五六次，第二天，疔疮就会好转或消失。因为草药歌诀说，酸涩收敛涤污脓。

有一位高血脂的患者找到老师，老师让他去买保和丸吃。

患者不明白说："这保和丸不是给小孩消积用的吗？我血脂高吃这能管用吗？"

老师说："你管不了嘴，迈不开腿，吃再多降血脂的药，血脂都不一定能降下来。"

另外老师还叫他用咸酸草、茵陈、乌梅煮水当茶慢饮。

一段时间后，血脂还真降下来了。患者才明白，药物只是起了辅助作用，关键还是自己有正确的养生保健法。

治疗尿血、咳血、吐血、鼻衄，只要是急性、热性的，我们用咸酸草捣烂后兑蜂蜜、水一起喝，酸酸甜甜，喝下去后，血就能够止住。

老师说："明眼人身边草都是宝，不认识宝的人，宝也是草。有眼人可以结合各种善缘，无眼之人好的善缘你也攀不上。"

今天义诊，有一个小伙子拿着处方过来说："医生，我吃完你开的药，颈椎酸疼好多了，最主要的是头没以前那么晕了，胃口很好。"

我接过处方一看，是四逆散加颈三药（葛根、丹参、川芎）、石菖蒲、威灵仙、陈皮、炒麦芽。

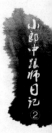

普通到不能再普通的十来味中药，老师每天都会随症加减变化，治疗患者。

葛根可上达头颈；丹参能通百脉，活血养心，清心安神；川芎上行头面，下行血海，旁开郁结，头脑清阳不升引起的头晕头痛，少不了川芎。

石菖蒲、威灵仙可开诸窍，宣十二经风，通胸中之闷、腹中之积。

陈皮、炒麦芽，健脾开胃。

老师问小伙子："我的医嘱，你都做到了吗？你都做到的话，健康可陪你一辈子，做不到的话，就好自为之。"

小伙说："我记住了。慎风寒，节饮食，惜精神，戒嗔怒。"

说完，我们都笑了。

下午，我到农场时，老师还没来，说去金昌叔家挖宝藏去了。

一位阿叔给我们送来一大串从树上砍下来的新鲜香蕉。

他说："你老师义诊不收钱，香蕉送给你老师，也不收钱。"

老师过来后，把香蕉分给了我们，又给赤小豆松土除草。萝卜已经抽出嫩芽来了……

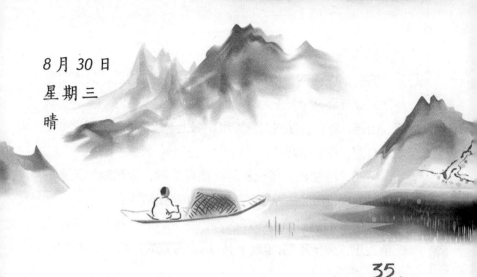

8月30日
星期三
晴

35.
五类病与扭崴伤奇药栀子

最舒服的日子永远在昨天，最精彩的知识永远在明天。

老师说："天下的病，可以归为五种，五种归为两种，两种归为一种。所以，我们可以以一驭万，可以二分阴阳，还可以五行天下。"

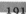
191

老师说，天底下就五种病。

第一，寒湿病。我们吹风受湿感冒，冻得鼻塞、脖子僵，要找辛香定痛祛寒湿的药。用生姜、高良姜、荜茇一大把兑上红糖煮水，我们喝后出些汗就好了。

第二，热火病。讲话快，目红赤，焦虑烦躁失眠，一派火热之象，我们用苦寒清火消炎热的药。发炎长疮，热火热燥，我们要用入嘴就苦得不得了的黄连、穿心莲、龙胆草、栀子、黄芩。

第三，虚弱病。中医用甘甜，益力生肌的药。只要觉得身体疲倦劳累，短气无力，我们就用龙眼、枸杞子、人参、黄芪、山药、党参，加些白糖煮水，喝上一段时间能让肠壁变得丰厚有力，身体也好了。

第四，污浊病。污浊病与火热病不同，火热病为无形的气机往上攻，污浊病为浊阴不降，行成有形的积。

像孩子面黄肌瘦；中年人满面油光，肚子胀满；老年人面色发黑，大便困难，我们可以用涤污脓的保和丸、麻仁丸、山楂丸消积。

第五，体内长了有形的包块、结块。我们可以用咸味药，如瓦楞子、海藻、昆布，软坚散结。我们偶尔吃些海藻类食物，可软化结块。

酸甜苦辣咸，都不可食用过多，我们要根据自己的体质使用。

今天老师分享的这味草药，当地村民无人不知，无人不晓，它便是治疗局部肿胀第一个想到的草药——栀子。

诸痛疮疡，皆属于心。栀子入心，凉血，止血，清火消肿。

栀子，当地人又叫山栀子、山黄栀。我小时候不仅见过、摘过栀子花，还特别喜欢吃，因为栀子花香浓郁，却不浓烈。人深吸一口花香，顿感清爽。

栀子喜欢阳光，却不能接受猛烈的阳光照射。栀子抗有害气体能力强，生命力也强，我们剪下一根栀子的枝条，插到土里就能活。

栀子具有清泄三焦火，消肿凉血的功效。

走路不小心扭到或骑车伤崴到脚踝，局部肿胀，没有骨折，我们可用栀子捣烂加酒调成糊状，敷在肿处，两三天后脚肿就消失了。但如果扭崴伤不及时处理，伤者就会留下风湿痛的后遗症。

老师把他随余师学习的秘方分享给我们。

这个秘方是军队必备，治疗效果登峰造极。人上午用秘方治疗，下午就可以干活。

秘方就是扭崴伤散，用栀子、大黄、乳香、没药、连翘组成，五味药打粉调醋敷。醋可收敛，在患处肿胀初起时适用。如果患处留下了瘀青，就要调酒敷了，因为酒可以行气，活血化瘀。醋、酒的使用也有阴阳之道在里面。

栀子开花的时候像心脏，可入心把瘀血往四面除，防止毒素攻心。

人在外面工作，回家后心烦不得眠，躺在床上就像煎鱼干，翻过来，覆过去。

这时，我们用栀子10克，淡豆豉20克煮水，患者喝下去后就可以睡个好觉，非常实用。

《药性赋》讲："栀子凉心肾，鼻衄最宜。"我们学药要会抠字，最宜说明栀子在止血领域是大哥大。栀子治疗吐血、衄血、血痢、尿血，效果都是杠杠滴。

另外，新鲜的栀子，捏碎泡水，过滤，可取黄色的染液。栀子治疗伤寒身黄发热、湿热黄疸，都可取得最佳的效果。

大自然提供给我们的，都是最好的。我们要会用、善用大自然给我们的每一味草药。

有一位大叔过来，和我们一起学习栀子的功效，他夸老师讲的栀子通俗易懂，入木三分。

193

小郎中跟师日记②

大叔告诉老师，他有顽固性的头痛，头痛得觉都睡不好。

老师说："你是吹到风了，晚上风扇别对着人吹。另一个，你别太焦虑紧张了，遇事不怒，啥事看开就好。"

阿叔点点头说："嗯，我慢慢改吧。江山易改，本性在病痛面前也不得不认输。"

老师让我给他用四逆散加颈三药，重用川芎20克。

《治病主药诀》第一句就是，头痛必须用川芎，就是说头脑清阳不升，引起的头晕头痛，少不了川芎这味药。

今天天气比较好，不是太热，又没有大雨。

下午，我到农场比较早，便给赤小豆锄草、松土。小草是刚长出来，易清理，沙土松软，锄起来特别快。

老师每天下午会抽出时间去金昌叔家挖金矿，然后分享给我们，惠及大家。

老师常说，你们金昌叔秉着经验带不走的想法，为我们的草药普及做了很大的贡献。金昌叔80多岁，临床经验是反反复复实践而得来的，我们一定得重视。

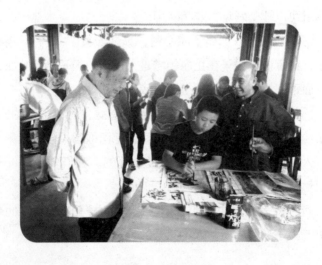

8 月 31 日
星期四
晴

36.
刺菠与董奉的杏林春暖

清晨，我和金宝坐在龙江亭的石凳上，不知名的虫子唱着歌，小鸟展示着伶俐的嗓音，微风拂面，我们感觉很惬意。

今天老师会和我们分享哪味草药呢？

老师问我们："昨天讲的栀子可以评多少分？"

我们有人说 99 分，有人说 100 分，有人笑而不语。

老师说："昨天的都是零分，今天是 100 分。光辉的过去像尘埃，迎着今天的朝阳才是未来。"

我们要具有一切从零开始的能力，就像蜘蛛网被风吹坏，蜘蛛们仍继续织网，从不停歇，也不怕失败。

我们拥有从零开始的精神，比一切成就都管用。

的确，有些人失败后便从此一蹶不振，而有些人哪里跌

195

倒，就从哪里爬起来，屡战屡败，屡败屡战，从而成为东方不败。

老师每讲一味新草药，都会先给我们复习昨天所讲的内容加深印象。

因为老师知道我们听完课后，就不会再翻笔记。学习草药在于量，同时也要有质。温故而知新，是老师不断强调的学习方法。

今天老师讲到的草药叫刺菠，当地人叫三月菠，因为刺菠的果实在农历三月左右盛产，小红果味道酸酸甜甜，绝不亚于桑葚。

一提起刺菠果实，我就特来精神。因为在今年阳历五月，我带女儿和婆婆回到山里拔红壳竹笋，那时漫山遍野都是刺菠，红红的果实，大的果实感觉像小灯笼（夸张了）一样。

我和女儿在山上敞开肚皮吃了不少刺菠果实，熟透了的刺菠果实特甜，还散发着诱人的果实清香。

当时我根本就不知道它还有药用价值，也叫不上名字，只知道果实味道特好！

今天听老师讲，我才发现刺菠的药用价值很广泛。

刺菠茎细弱，有刺，有柔毛，花开白色，喜欢长在山坡、野地、草丛中，远离人们的视线，给人一种与世无争的感觉。

刺菠具有清热解毒，止痛，消肿凉血的功效。

金昌叔家的孩子，不管是肚子痛，还是高热发热，昌叔从不抱孩子去医院输液。

他说："孩子生病、发热、肚子痛就两个原因。第一，受风寒；第二，吃太凉、太撑。"食物囤积在胃肠里而引起孩子发热。此时，昌叔就会去房前屋后，采上一把刺菠、算盘子

（又称野南瓜、山金色瓜、馒头果，是退热、消化不良的神奇药），捣烂配第一遍的洗米水煮水，兑糖喝下去就退热，止肚子痛。

这方子，昌叔临床反复运用了二三十年，收到的效果也是有口皆碑。

老师说："一个方子用得好，可以保一方小孩的身体健康，一生平安。"

咽喉疼痛、牙痛、头痛，我们用刺菠根加上引经药各20克，捣烂煎水喝就有效果。

针对蛀牙疼痛入骨，我们用刺菠根、两面针各20克，煎水含漱。两味药都带刺，合用止痛效果不可思议。

带刺的植物有三大特点：见肿消、见风祛、见痛止。

这是带刺植物的共通性，把握好此共性，天下带刺的植物都可以唯我所用。

现在颈肩腰腿疼，风湿痹症非常普遍，我们用刺菠根晒干泡高浓度的白酒，七天后，就可以用。

我们应该怎么用呢？颈酸就把药酒拍在颈部周围，然后用空心掌或空心拳在局部不停地拍打，直至皮肤发红。

我如果会喝酒，喝上一杯药酒，一切局部肿痛都有效果。

另外，对于肝炎转氨酶偏高、扁桃体炎、颈部淋巴结发炎，刺菠都有很好的治疗效果。

老师说："我们学医之人，要有持之以恒的精神及强健的体魄。大家学习任何一门技术，不是比谁学得快，而是比谁坚持得久。"

这两天义诊，老师除了开处方、用草药，还会教患者做一些简单的健身方法。

今天有两个颈椎肩痛的患者，老师用拍打法为他们治疗。

老师说："我们治病要不拘用药，还要会外治之法，如拍打、按摩、导引、吐纳都可用上。"

两个患者在老师空心掌的拍打下，皮肤很红，但拍完之后，他俩都说感觉肌肉没之前那么僵硬酸痛了，肩颈处热辣辣的，但挺暖和。

我们看后，也开始相互拍打起来。大家虽然动作不娴熟，拍起来生疼，但我们会找到适合让被拍者舒适的力道。

下午，我到农场，看到田的沟渠里还有未利出去的水。

老师用铲子把沟渠又修通了一遍，水慢慢地被利出里沟。

老师指了指路的一边，对我们说："现在过来，我们先把未开荒田里的杂草割下。到时，我们把这条路加宽，种上木瓜，木瓜树下，放一排石凳，方便我们休息。"

我们听后，点点头。老师接着又问我们："你们还记得早上杏林春满的故事吗？"

三国时期，著名中医大夫董奉，每天免费为人治病，药到病除。患者要给他送礼，他坚决不收，只要求患者在他门前种一棵杏树，时间长了，他房子周围种上了 10 万棵杏树，被称为杏林。

春天杏花开得十分漂亮。每逢杏子成熟的时节，董奉都张榜公告：凡是到此买杏者，不收银钱，而是用稻谷换取，一斗稻谷换一斗杏。

董奉又将用杏换来的稻谷全部用来救济平民百姓。

老师讲完后说："你们谈谈听完董奉杏林春暖故事的想法。"

金宝说："我们医者要向董奉学习，学习他的医术与大爱。"

靓姐说："医者要心怀天下苍生。"

小美说："现在全国各地，很多大药房以杏林春暖作为招牌，同样意味着，药价亲民，童叟无欺。"

我不吭声，因为我要说的都被他们说了。

老师说："道无术不行，术无道不久。董奉之所以为被后人所称颂，甚至人们提到董奉，就会想到杏林春满，看到杏林春满就会想到董奉。

除了他医术高明，心怀天下外，还有精神、品德、医技的修行。道是术的基础，术是道的表现，有道才有更高的术。

而精神、品德就是道，道法自然，即是道应该合乎人理、天理。

你们平时要多读圣贤书，提高道与德的修行。每一味草药你们都要深入地去研究，为人治病时才能够运筹帷幄。"

我们听后点点头。

天绿草经过我前段时间的锄草、松土、培土，长势喜人，一些还开出细小而鲜艳的花来。

老师说："红薯藤和天绿香，你们可以摘回去煲汤或凉拌着吃。过段时间，我们可以买一些蔬菜种子过来，到时就有绿色无公害的青菜食用了。"

老师还说："你们喜欢吃什么菜就种什么菜。到时我把种子买来给你们种，看你们谁的青菜种得好！"

我们听后都哈哈地笑了。

天黑了，我们收拾好工具回去。

路口，靓姐说："你别做饭了，我们一起去吃五经富的特色拌面，味道挺不错的！"

嗯，难得有人陪着我晚上吃面，就腐败一回吧……

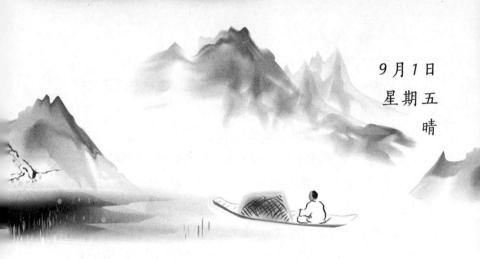

37.
南方草药界不可不知的草药——崩大碗

　　老师在虎山采药的时候，发现一位草医也在采雷公根、岗梅。

　　老师就问那位草医采那么多岗梅有什么作用？

　　那个草医刚开始不告诉老师。

　　老师告诉他："我也是一个医生，我用淫羊藿、小伸筋草治疗腿抽筋，煮水服下后不需要第二剂。治疗头痛用川芎茶调服下就有效果……"

　　老师跟那草医说了七八个治病心得。

　　草医就把岗梅、雷公根治病的心得告诉了老师。

　　老师体会到，要想在别人那里淘到宝，你一定要先把自己的宝分享给别人。否则，别人凭什么要把他的独到经验和你分享。

人无时无刻不在吐故纳新，你觉得吸比较重要，还是呼比较重要？

有人觉得吸比较重要，没有吸，人还活得了吗？

有人觉得呼比较重要，因为呼到最后根本不必考虑怎么吸。

人活一口气，这口气需要我们先吐出来，才能够吸入新的气，所以叫呼吸吐纳。我们必须先吐才能纳，先呼才能吸，先予才能取，先舍才能得。这个先后顺序理顺了，我们才能做人、干事业。

有些人先后顺序没理顺，就想先夺取，谁会让你夺取呢？老师经常说要结善缘，不先利他人，哪会有好的善缘？

我们治病调气机也一样，不先降浊，怎么能升清？不推陈，怎么出新？

老师又举了一个例子。中国没有煤油灯，洋人想把煤油灯打入中国市场。

可是，中国人根本不买他的账，因为没有人用过，也没有人见过。

洋人为了打开中国市场，就说："大家第一次用的灯与油全部免费送。"一听是不用花钱的，大家都过来领。

当一部分人用好了，就会带动大部分人去使用。

中国煤油灯的市场打开了，火柴也销售出去了，因为点灯必须要用到火柴。

现在很多公司都会使用这种营销方式，比如说杀毒软件。

超市里经常可以看到牛奶先免费品尝，觉得好喝再买……

老师去金昌叔那里挖金矿，如果没有用药心得，昌叔会

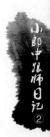

把他毕生的临床心得总结笔记本给老师？

赠人玫瑰，手留余香。

今天老师和我们分享的这味草药，救人无数，是南方草药界不可不知的药草。谁能够灵活运用这味草药，谁就可以成为草医界里的佼佼者。

民间治疗各类常见病都有它的身影，它的叶子像蚶壳，所以叫蚶壳草，真实的药名叫雷公根，又叫崩大碗。

雷公根喜欢生长在阴湿的草地或水沟边，茎细长弯曲，黄棕色；叶面光滑，叶边有齿痕，具有清热利湿，消肿解毒的功效。在我们农场的草丛里，时不时地会发现雷公根，一簇簇地，绿油油地，顶着细弱的茎，顽强地生长着。

我第一次认识雷公根是随老师、小美在农场干活时，有一位阿叔在田边采这味草药。

老师知道雷公根的功效，但还是想听听采药者的用药心得。

于是，老师带我和小美向阿叔不耻下问。

阿叔告诉我们："雷公根是用来给孙子退高热用的。孙子只要高热，我就用雷公根30～50克，绞汁兑些蜂蜜，让孙子喝下去，高热就能够退下来，百用百效。"

老师明知故问道："现在的孩子吃凉饮比较多，如果孩子是畏寒发热怎么办？"

阿叔说："我用雷公根煮水加点姜丝就好。如果孩子烧得很猛，直接绞汁服用。我有四个孙子，只要哪个孙子发热，我就用雷公根退热，效果很好。"

老师和阿叔继续聊雷公根退热的其他功效，而我和小美则认真地研究这草的长相，一根弱茎顶着一片像蚶壳的叶子，却有如此大的作用。

雷公根除了可以退小孩高热，还可以治疗急性肝炎。

有一位患者，急性肝炎，在医院里用了五天的药也没能把黄疸、高热退下来。当地草医告诉他："你用田基黄、雷公根、白茅根、茵陈，四味药各20～30克煮水服用。你如果能找到新鲜的草药，就用新鲜的草药。"

患者没想到，药一用上，大小便就通畅了，高热、黄疸也退下来了。

这组药对就是急性肝炎的克星啊！

有人去到山里游玩时，不下心吃了毒蘑菇，上吐下泻，毒素排不干净。这时，我们用雷公根捣烂后，加第二遍的洗米水调点蜂蜜喝下去解毒。

为什么用第二遍洗米水？这个问题，我也问过老师。

老师说："洗米水有清热解毒之功。"

老师还说："洗米水发酵后可以做洗发水和护肤水呢。"

经常在药房抓药的先生或在油漆店工作的人，隔半个月或一个月吃一次雷公根，兑蜂蜜，可解体内药毒、油漆毒。

人得了急性腮腺炎，怎么办呢？别担心，信手拈花皆是药。我们用雷公根、大青叶各20～30克，煎水内服。

如果找不到大青叶，那你就单味雷公根一大把煎水喝吧。另外，可摘一片仙人掌捣烂外敷。因为仙人掌浑身长刺，可消肿。

如果仙人掌找不到的话，我们就开动脑筋吧。大家家里种上点仙人掌、芦荟之类的草药，既可赏心悦目，还可急需做药。草药当天用上去，当天就有效果。

雷公根的作用就到此，想了解更多，还得多读书。

203

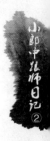

老师常说："言不可治者，都是因为书读得太少了。"

有一位明叔拿着处方过来说："医生，吃了你开的药，我心情好多了。你别看我年纪大，其实我有抑郁症。药吃了后，我感觉很舒服，想清了一些事情。"

我瞟了明叔一眼，50岁上下，哪有他自己说的那么老。

我接到药单一看，哪有治疗抑郁症的药，不过是老师天天开的最普通的药。

四逆散加桔梗、木香、郁金、香附。

老师这几味药，调明叔胸部的气机。

老师说："你多去帮助人，多积德，自然就不抑郁。"

老师又说："农村人思想比较单纯。患者吃点调气机的药，加上助人为乐，心胸开阔，病就好得快。"

义诊后，我和靓姐去农场摘地瓜苗心煮面条。路边的草上，露珠晶莹剔透，在阳光下闪闪发光。

我说："靓姐，露珠也是一味药哦。"

靓姐问："你怎么知道的？"

我说："小时候我不是看过葫芦娃吗？二娃有千里眼和顺风耳，被妖精的宝剑射瞎了眼睛。最后，小动物们用清晨的露水治好了二娃的千里眼和顺风耳。"

为什么不用泉水或地浆水呢？

因为只有露水才能治疗眼睛和耳朵呗。

靓姐听后，笑开了。

李时珍在《本草纲目》上记载："百草头上秋露，未晞时收取，愈百病，止消渴，令人身轻不饥，肌肉悦泽。"

老师写的《跟诊日记》里也有对露珠药用的赞美。

下午去到农场，老师带了一些草药过来，种在农场，有水蜈蚣、飞扬草、莲子草、凤尾草……

上次老师种的太阳花、穿心莲、芦荟都已经活过来了。

赤小豆只长高了一些，有些赤小豆都没能抽出芽来。

所以，我今天下午要做的就是把多了的赤小豆秧栽在没长赤小豆秧的坑里，均匀分配嘛。

像人一样，劳逸结合，多了就分出来一点。

说实在的，我是第一次补赤小豆秧，小心翼翼地，生怕把纤细柔软的茎不小心弄断，但补了几棵后，我感觉赤小豆秧也没有想象中娇贵，力气也敢稍大些。

全部补完后，老师说："你给它浇点水。"

我说："这泥土很湿润的，可以不用浇吧？"

老师说："浇水可更利于它的根和泥土相融合。"

经验之谈呀，怪不得，老师刚种下的地瓜苗、天绿香，都要浇水，原来还有这作用。

回来的路上，老师说："我们可以把草药印在小册子上，免费发放送人，让中医药进入千家万户，成为健康的守护神。"

我们都觉得这方法可行，就像寺庙里，募捐后，寺庙会有许多佛教文化知识宣传的小册子，供人免费收藏。

对于中医文化的普及，老师笔耕不辍，孜孜不倦，但一个人的力量微不足道。大众思想的觉悟，才能让草药普及更广，才能真正守护大众健康。

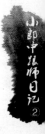

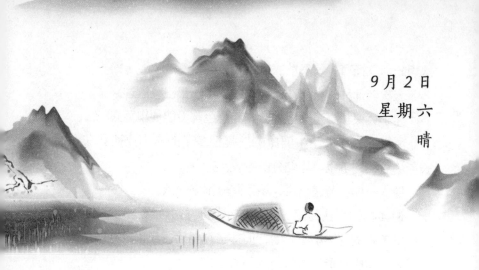

38.
心近佛禅术近仙，学问要近圣贤边

　　我们中医普及学堂的每日一篇，第一篇文章就是《一禅、贤二学医记》。

　　老师问："'一禅、贤二学医记'怎么解释？为什么我们定这两个名字？"

　　说真的，我们每天看文章看到的仅仅是字的表面含义。

　　一禅代表佛门；贤二代表儒门圣贤；学医，十道九医，代表道门，我们学习中医儒、释、道三扇门要同时进入。

　　中医不仅要有佛禅的觉悟，要有道家的术，还要有儒家的学问。

　　心近佛禅术进仙，学问要近圣贤边。

　　心要近佛禅，什么东西我都能包容，不会动气；术近仙，就像华佗再世、扁鹊再来，这是学习中医的极致追求；学问要近圣贤边，学问起码要学到圣贤的层次。

今天老师和我们分享的这味草药叫杠板归，又叫犁头草。

当地人称杠板归为蛇倒退，因为它浑身是刺，叶子是三角形的，像以前耕田的犁，蛇见到都害怕。

我小时候没事时就喜欢把这叶子摘下来，对折后含在嘴里，酸酸的，顿时口舌生津。我生长在农村，幼时好奇，看什么叶子都喜欢放到嘴里品尝，有许多品尝草药叶子的童年回忆。

杠板归喜欢长在荒芜的沟岸、河边以及路边的草丛里，它的藤四处蔓延，让人感觉天不怕，地不怕，非常霸气。

老师对杠板归的功效用了八个字概括：逢山开路，遇水搭桥。

大气！逢山怎么开路？人体的任何疮痈脓肿，杠板归都有开破之功。

老师骑车在路上，被一位阿叔叫住，说他家孩子莫名地浑身瘙痒，家里备有抗过敏的药，但给孩子用了之后，不起任何作用。

老师说："这么简单的病，药都不用吃。你在路边找杠板归、刺苋煮水，让孩子洗澡，两三次就好了。"

阿叔听了，心花怒放，用手中的地瓜来感谢老师。

遇水怎么搭桥？

有一位患者尿涩痛，自己采了车前子，煮水喝了两次都没止痛，找到老师，郁闷地问："医生，我该怎么办呢？"

老师说："你加一点带刺的草药吧，刺苋、刺菠、杠板归都可以。"

因为带刺的药，不仅善于通，还善于解表，让局部的痛感消失，让经脉通畅。

患者煎水喝后，真如师所料。

剂量？所有的新鲜草药都可以抓上一把，除了有毒的草药。

有一位妇女患有子宫肌瘤，肌瘤大小如鸡蛋，来龙山找老师治病。

妇女是通过微信慕名而来，医院的医生要她做手术，她选择先吃中药调理。

老师给她把完脉后，发现脉弱，沉取有涩结，虚中夹实。老师用黄芪、党参培补正气，用三棱、莪术破实，补虚破实；用川牛膝、泽泻给体内浊气出路，便于排出。

但这些草药还不够，顽固的子宫肌瘤还得用上带刺的草药，于是老师加了杠板归、皂角刺。妇女吃了3个月的药，子宫肌瘤消失了。

因此，老师体会到子宫肌瘤有时无须做手术。患者吃一些中药，配合运动锻炼，并拥有积极向上，乐观的心态，肌瘤消失只是时间早晚的问题。

老师说："如果患者配上拍打，效果更快。"

杠板归配岗梅可以治疗急性咽喉炎、扁桃体炎；新鲜杠板归煎水调黄酒服可治疗痈肿；杠板归叶研粉30克加冰片1.5克，调麻油擦敷，可治疗黄水疮。

杠板归清热解毒，利湿消肿，散瘀止血。

我们治病不要被病名吓住。现代人思想太复杂，把病情也想得很复杂。

我在五经富生活，一颗心特别的简单。所以，老师经常说："农村老百姓生病最易于治疗，并且能看到效果。"

因为村民的心思简单，日出而作，日落而息，拥有规律地生活作息，病也易好。

最近的义诊，老师为患者拍打治疗为主，疏通经络，让气机流通，更让患者自己去田边、路边找一些新鲜草药煎水喝或外敷。

今天我们下午去农场比较早，因为晚上还要去龙尾义诊义讲。

昨天，我们给赤小豆补秧，今天，我们给赤小豆培土。天气预报说，这几天会有台风刮过来，风就算不来，雨也必定会到。我们给赤小豆培土，让它能够茁壮地成长，顺便把长在土上的香附也拔掉。

晚上七点，我们随老师一起去到龙尾义诊义讲。

读书，起家之本。

勤俭，治家之源。

和顺，齐家之风。

谨慎，保家之气。

忠孝，传家之方。

这个不是重点，重点是老师讲的——中医人生。

人生健康十六字诀。

第一，少荤多素。人若要身体安，淡食胜灵丹。

第二，坚持徒步。

第三，劳逸适度。

第四，遇事不怒——最重要的，也是最难以修行的。

其实人生健康十六个字诀，印在我们每一张开的处方后面，也是老师对每一个来治病的患者的叮嘱。

今天来听课的人也很多，有大人、小孩、老人，甚至当地有线电视台的记者也来了。

　　老师将上次在这里讲课的内容刻成了光碟，免费送给有缘人。

　　老师讲完课后，又给大家义诊。晚上9点多，我们才回到五经富……

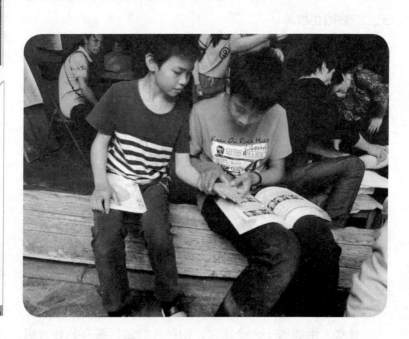

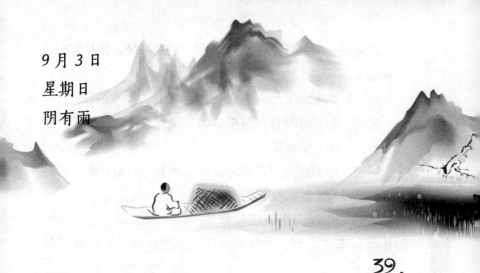

9 月 3 日

星期日

阴有雨

39.

《幸福歌》与老人小孩的宝贝——

金樱子

　　清晨的路边，我看到许多麻雀在欢快地啄食。麻雀虽小，五脏俱全，上天造物，都有其存在的道理。

　　老师说："做人做事做学问，不可以满足于一时的收获。做人要知足，做事要知不足，做学问要不知足。就是说，做人要满足于现在所拥有的，做事要知道自己的短板在哪里，做学问要活到老学到老，不断地精进。"

　　一位老爷子过来向老师抱怨："我现在人老了，没有退休金，儿子也不孝顺，家里没盖高楼，邻居之间也经常闹矛盾……"

老师说:"人会转没有逆境,会化没有恶缘。你其实已经很幸福了。

第一,你生活在太平时代,比战乱的年代要幸福。

第二,你说你现在浑身都是病,可有人已经病死了,你还活着,比死人要幸福。

第三,你双腿还可以走路,有双手创造财富,街上乞丐连腿脚都没有,要挪着讨饭,你比残疾人幸福。

第五,非洲人饿得皮包骨头,你一日三餐不愁,高兴时还可以喝点小酒,大鱼大肉任你享用。你幸福到做梦都会笑……"

老爷子听了老师的话,心里顿悟自己很幸福。

所以我们要学会寻找,用心体悟,发现幸福,就像我们现在在龙江河边上课,用石头做桌子、凳子,还有小鸟的歌声为我们伴奏,大自然赐予我们一切所需,我们都感觉好幸福。

老师随兴编了一首《幸福歌》。

> 常思战乱苦,太平就是福。
>
> 常思癌症苦,小病也是福。
>
> 常思别离苦,相聚即是福。
>
> 常思死亡苦,活着即是福。
>
> 常思灾难苦,平安即是福。
>
> 常思文盲苦,有书读是福。
>
> 常思饥荒苦,有饭吃是福。
>
> 常思残疾苦,有腿就是福。

战乱年代,人们流离失所。我们活在太平盛世,安居乐业,还有什么好去计较的。

当你为小病小痛烦恼时,有人正经历着癌症的折磨。

汶川大地震、东南亚海啸等自然灾害，无数人生离死别，我们能和家人一起吃饭，多幸福啊！在自然灾难面前，我们人类是那么渺小，我们有什么理由不珍惜现在所拥有的一切？

有人连饭都吃不饱，哪有什么书读啊！而我们有读不尽的圣贤书，有名师在前方引路，简直就是掉进蜜罐子里。

我们吃饭的时候，想一想那些连饭也吃不上的人，还有什么理由挑剔食物、浪费粮食？

贵以贱为本，高以下为基。富贵之人千万别忘了贫苦的老百姓，我们的欲望要往下比，享下等福，才有享不完的福。

我们普及中医也是希望能够成就一大批中医人，让大家享受中医的便利。

今天老师和我们分享的这味草药非常神奇，是小孩和老年人的宝贝。它就是金樱子，又称糖罐。金樱子让老人不用担心尿频、尿急、憋不住尿，小孩也不会尿床。

金樱子喜欢生长在向阳的山野、灌木从中，花是白色的，果未成熟时是青色的，不能吃，成熟后是红色或紫褐色，外面有密刺，里面籽有毛，要把籽挖出来才能吃。金樱子味甘甜微带涩，具有固精缩尿，固崩止泻，涩肠止泻的功效。

妇女脾虚，白带异常，量多，清稀止不住怎么办？

《病机十九条》说："诸病水液，澄澈清冷，皆属于寒。"

我们用金樱子根60克煎水后兑糖喝。妇女当天喝，当天就可减少，喝三五次就好了。

我们治疗白带清稀，直接收敛固涩就可以了。

患者子宫脱垂、胃下垂，怎么办？

学了中医就不用害怕，我们在文化中心义诊时，村长带来一位子宫脱垂的患者。

老师把完脉后确定患者是脾虚气陷证，于是，调理方案如下。

第一，八段锦里有一招叫两手托天理三焦，每天15~20分钟。

第二，用蓖麻子捣烂后敷百会穴，可把子宫肛门往上提。

第三，补中益气汤加金樱子，如虎添翼，专治气虚下陷导致的子宫脱垂，百用百效。

患者吃下去，就感觉好多了。后来，她还从县城里专门带了一批人过来找老师治病。

所以呢，我们把中医学好了，技术精湛，根本不用做广告，都是口口相传。

有人一到点就犯困，比如我到上午九十点，就感觉特疲劳，特困。

老师和我说："你这是疲劳综合征，精气神不够。"

《病因赋》上讲："多睡者，脾胃倦而神昏。"

我们用党参、金樱子泡茶饮，党参补精气神，金樱子固涩住精气神，味甘入脾，两药配伍补气固精，患者胃不好的话，加上一点陈皮。这种茶饮特别适合所有中老年人或脾虚不固，易劳累者。

中老年人？看来，我提前进入中老年人阶段了，但学到了这招，平时自己多注意调养，还是可以返老还童的！

一些年轻男性喜欢浏览不健康的网页，时间久了，导致精关不固，出现滑精，该怎么办呢？

老师说："简单。只要患者听话照做，什么病都好治。不健康的生活习惯必须戒掉，否则吃再多的药都没用。只有把疾病的源头断绝了，患者才能快速地恢复起来。

如果我开药给你吃，你自己却不断地虚耗体内精气，只会加速生命更快地走向终点，就像桶底漏水，如果不把漏洞补上，我加再多的水也没用。

你把坏习惯戒掉后，就吃金樱子、五味子熬的膏。"

生命诚可贵，习惯和生命比起来，大家都知道孰轻孰重。

孙思邈在《千金方》上讲："凡精少则病，精尽则亡，不可不思，不可不慎。"

所以，对于年轻人，老师有话要说："人体精气保护得越牢固、越固密，命越好，智慧越高。"

老人、男人、女人都提到了，好吧，我承认忽略了小孩。

小孩尿床，我们做父母的烦恼，时间久了，孩子也会自卑。

老师说："这是小问题。我们用金樱子、黄芪、牛大力各20~30克煮水喝，治一个好一个。当然晚上喝，当天晚上见效。"

黄芪提升中气；金樱子收敛精华，使尿不外溢；牛大力壮补腰肾，使腰肾的储存能力加强，三味药配伍可是小孩遗尿的法宝哦。

我们治疗失眠尿多，神经衰弱，用金樱子加炒枣酸枣仁打粉，配点五味子，患者喝下后，晚上无尿，睡得好；治疗糖尿病引起的并发症，可用金樱子配梅肉草；治疗烧烫伤的话，用金樱子叶捣烂茶调，温敷患处……

金樱子甘甜益力生肌肉，酸涩收敛涤污脓，我们脑洞大开之后，就可以触类旁通。

义诊的时候，一位阿叔说他腰肌劳损，腰痛。

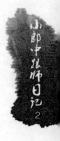

老师把完脉后问："你是不是干完活后双手马上就碰冷水？"

阿叔点点头说："我干完活后，手上尽是泥，不洗干净怎么行。"

老师说："当兵不怕死，耕田不怕屎，脏点怕什么？你现在还只是腰痛，以后全身都会疼痛。"

阿叔又说："是的，我不像年轻人那样玩手机，脖子也会疼。"

老师让我给他开四逆散加颈三药（葛根、丹参、川芎）、腰三药（黄芪、杜仲、枸杞子）、陈皮、炒麦芽。

老师还交代他："坐卧不当风，风扇不要对着人吹，也不要被穿堂风吹到。你没事的时候就练八段锦的两手攀足固肾腰。"说完，老师还示范招式给阿叔看，阿叔也认真地跟着学起来。

下午去到农场，我发现玉米地里除了冒出玉米苗，香附也长得很好，怎么办？留玉米去香附呗。

所以，我就在玉米地除香附。香附一串串的，繁殖力咋就这么强？香附根长在地里，不仅深，而且还牢固，不稍用点力还拔不出来。

老师说："拔香附正好让你们练手感、练指力。"

我们以后要开办推拿拍打项目，现在就开始练习手感和指力。

会转没有逆境。我如果为拔香附草而拔，心里肯定不太乐意，但如果是为练手感、指力，服务于大众，这种小事根本就不值一提。

老师又问我们："你们对'感悟'的'悟'字怎么理解？"

金宝说："人看见某些事情，心里所得到的体悟吧？"

大宝说："人内心所感受到的吧？"

我说："是不是人每日三省吾身之后，通过事情的启发，然后明白一些道理？"

老师点点头说："你们都不是完全正确。悟字拆开，由吾和忄（同心，竖心旁）组成。

一个人要自己常常思考，从自己内心得到的一些启发，就像人阅读学习圣贤的经典著作，要仔细地琢磨经典中蕴含的道理。

我们不仅要明白字面上的意思，还要理解圣贤当时的写作心境，想表达的道理以及情感。

我们理解后，才能真正地运用知识，才能真正有所得，才能真正地在生活中去践行。"

我们听之后，点点头。

不管是在生活中、学习中、为人处事中，我们只有真正地用心去感悟，才能发现生活之美、学习之乐及为人处事带给我们的成长。

许是已经进入秋天，天气的温度不够，加上这几天，台风虽说没有来临，但时不时地来场雨，所以玉米的出芽率不高。

老师倒是很看得开，说是过程很美好，结局没那么重要。

我想的是，上天已经厚待我们了，能让小部分玉米发芽已经很不错了……

这段时间，我天天吃前段时间种的玉米、地瓜。我把地瓜蒸着、煮着、煲稀饭，或用地瓜加上木耳、香菇、陈皮、枸杞子、盐油，味道都挺不错的。

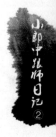

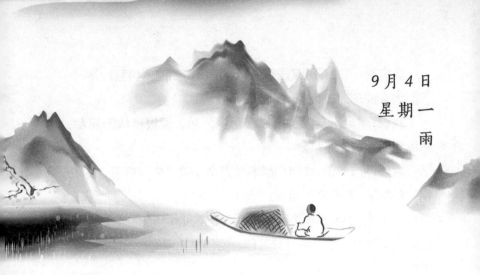

40.
学习的五大状态及喜吃煎炸烧烤者的福音——火炭母

清晨5点50分出门，我发现天下大雨，骑自行车不方便，只好走路去上课了。

待我赶到时，老师正准备开始讲课，真是有点小确幸。

老师说："前两天，金宝问我怎么做才能让妄念少。我说，不怕妄念多，就怕愿力小。"

张锡纯先生在《医学衷中参西录》的序言上写道：人生有大愿力，而后有大建树。一介寒儒，伏处草茅，无所谓建树也。而其愿力固不可没也。老安友信少怀，孔子之愿力也；当令一切众生皆成佛，如来之愿力也。医虽小道，实济世活人之一端。故学医者，为身家温饱计则愿力小；为济世活人计则愿力大。作为一个医者，如果为了解决温饱问题，那么成不了大医，只能平平凡凡地度过余生；如果心怀天下苍生，为中医的普及，不断地努力，不断地奋斗一生，那就能够成为现象级医者。

当我们把理想定在现象级医，哪会有那么多的妄念。

老师接着又说："其实大家要解除妄念很简单，屡用屡效。"

比如你和大家一起跑步，在跑步的过程中，你不断地观察别人跑步时的姿势、动作，甚至别人说什么，你也凑上前去打听，那么你是跑不到终点的。

当别人已经跑到终点时，你还在原地踏步，或已经偏离了轨道，甚至忘了最初跑步的目的。

我们爬山，谁能爬到峰顶？一定是心无杂念，志向巅峰之人，明白自己真正需要什么，专注地去一步步实现。

我们学习首先会进入软状态、硬状态，进入愣状态后，学什么都会有成就；接着进入不要命状态，什么都不管，只朝目标努力前进；经历前面四个状态之后，就会进入慈悲的状态，悟到更深的学习境界。

所以妄念多，是因为愿力小。你把目光放到天边去，别人影响不到你，做到雷打不动，妄念也就没有了。

很多时候，我们的妄念多，是因为我们的欲望太多、思虑太多。我们总喜欢拿自己的不足和别人的长处去对比，不断地关注外在的一些表象，没明白自己真正想要的。我们把心安放好，关注自己，每天超越自己一点点，离自己的愿力近一点点，终有一天会有所成就。

天气预报说今天会刮台风，所以有些学校放假了。然而，

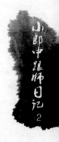

我们却没受台风的影响，仍然风雨无阻地来学习。

老师说："台风可以影响我们外在的工作，但不能影响我们学习的心。学知识要遇强则强，逢难便上。"

现在我在为背《药性赋》《药性歌括四百味》而烦恼，而曾经老师为了背诵药性、方剂、《黄帝内经》经典，手口并用，除了用嘴去读、去诵，还用手抄。学习下了狠功夫，学到的知识就很深刻，就能刻骨铭心，为自己所用。

是呀，我们还有什么理由抱怨记不住这些知识点，只不过是对自己不够狠而已。

外面的雨为我们的课伴奏，除了我们在这里上早课，再看不到其他人。

今天老师和我们分享的草药，长得奇怪也就罢了，还有一个奇怪的名字。

这味草药喜欢长在湿地，一片绿叶出来，中间会有一个黑点，结的籽一粒一粒，像饭粒，所以叫白饭草，又叫火炭母。火炭的母亲，就是说吃了煎炸烧烤，火炭样的食物，出现喉痛，我们可以用火炭母治疗。

火炭母可以治疗一切急性热毒性疾病。

有个猪农，他要去抓猪，出门不利，急性肾炎发作，尿血，这猪是不能抓了。

俗话说，祸福相依。猪农正好碰到了算命的风水先生，风水先生看他人挺实在，就传给他一个方子。火炭母一把煮水喝，不仅治好了他的尿血，还保住了他的饭碗，尿血好了，第二天该干嘛就去干嘛了。

火炭母生湿地，凉利能入三焦、肾，味甘淡微酸涩，有收敛的效果。

我们治疗皮肤湿疹瘙痒，根本就用不着花钱吃氯苯那敏、氯雷他定，也用不着静脉推注地塞米松、葡萄糖酸钙。我想想以前做过的傻事，贪吃生蜂蜜，结果导致过敏，自己静脉推注葡萄糖酸钙。

是的，护士生病都是自己配药，自己打针，就像吃饭一样平常。

现在如果我出现皮肤瘙痒湿疹，自己采火炭母60克，煎水喝下，或者煮水后，好好地泡个澡。如果大家找不着火炭母，也可以用杠板归，找不到杠板归，用刺苋、刺菠、苦刺都行。

书上讲，疔疮原是火毒生。火毒到一定程度会变成疔疮，局部皮肤红肿、红赤、烂疮，我们用火炭母加红糖捣烂后，敷在患处，对年久的烂疮都有效果。

女人最烦恼的是什么？

白带异常呗。我们用鲜火炭母60～90克，白鸡冠花3～5克，可退湿浊，鸡冠花为经带引药，也属于妇科圣药。

以前家里还种过鸡冠花，真的像鸡冠，特漂亮。

女人不怕白带异常，就怕霉菌性阴道炎，反复发作，折磨人，难受，消炎药也起不到多大的作用。

中医治病不会消炎杀菌，而是健脾除湿。就像梅雨季节，无论怎么除霉都除不干净，但到了干爽的季节，霉自动就消掉了。有脏水臭水的地方就生虫，杀虫是杀不干净，只要把脏水利走，虫就生不起来。

中医治疗霉菌性阴道炎，用火炭母、地肤子、白鲜皮一把煎水服。

今天雨下得有点大，我们在这里早课，难得没有患者。

下午，天仍下着雨，我到农场时，靓姐举着伞在割路边的草。

大宝和金宝在挖地瓜，戴着帽子没带伞，衣服被淋湿了。

我们在玉米地里拔香附，金宝、大宝衣服被淋湿，拔了一会香附，就回去了。

等到老师从昌叔那挖完金矿来到农场，我们都回去了。

下雨，我们提前收工，肺部呼吸到了清新大自然的空气，感觉极舒服。

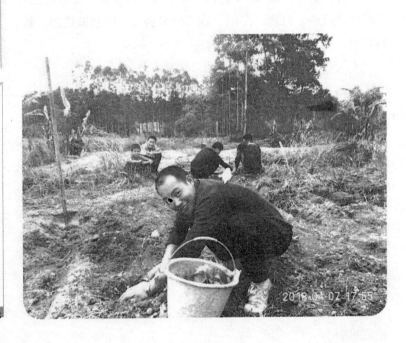

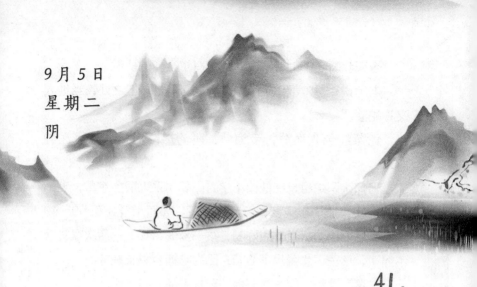

9月5日
星期二
阴

41.
治疗肿瘤包块的思路与
我儿时记忆中的蛇莓

老师给我们讲的每一味中草药里都有配伍的智慧，肝炎要加溪黄草；咽炎要加灯笼草；拉肚子少不了凤尾草；尿道炎要用车前子……

今天老师和我们分享的又是一味伴随我长大草药——蛇莓。

小时候，一到春天，田里会有各种果实，其中就有蛇莓。蛇莓喜欢长在水渠边、稻田的田埂上，位置比较低矮，花是黄色的，果是红色的，果实上面有一层红色细小的颗粒。大人们吓唬小孩子说："蛇莓是给蛇吃的，小孩子吃了会中毒。"有不听话的小孩，背着大人偷偷地吃蛇莓，结果没中毒。

今天我听老师的分享，对蛇莓有了全新的认识。

老师说："蛇莓和前面讲的刺菠有异曲同工之处，当地人又称蛇菠。"

蛇莓红色入血分，带凉性，可清热凉血；味酸可消肿解毒。

老师认识蛇莓是在他读小学时。邻居采来很多蛇莓，老师一问才知，娃子喉咙痛，饭都吃不下。邻居用鲜蛇莓50～60克煮水后加糖，味道甘甜好喝，孩子爱喝，喝上一两次喉咙就不痛了。孩子再想喝也不给了，因为吃糖容易长蛀牙。

蛇莓虽平和，但长在湿地的药物有凉利的作用。

治疗肿癌包块，我们用三个思路。

第一，找引药。话说兵无向导不达贼境，药无引使不至病所，可见引药是多么重要，没有引药，我们用再多再好的药都达不到治病的效果。咽部痰核，我们要用桔梗利咽，把药带到咽喉。

第二，用刺苋。带刺的要药打开痰结，开破消肿。

第三，清理工作交给蛇莓，清热凉血，消肿解毒。

理身如理国，用药如用兵。我们理自己的身体，如同治理自己的国家，用药如调遣兵将。

吐血、咳血怎么办？

《病因赋》："吐血出于胃腑，衄血本乎肺经，痰涎血，属于脾脏，咯唾血，属于肾经。"

我们治疗吐血、咳血，用鲜蛇莓草一大把捣烂绞汁，加一些冰糖炖服，味道应该很好喝。

治疗热毒性子宫内膜出血了，脉象有力，我们用鲜蛇莓草60克，一点红、墨旱莲各30克，水煎服。

墨旱莲消炎止血；一点红去热火；蛇莓草可把浊毒全部排出体外。

蛇莓草具有清热凉血，消肿解毒的功效，可用于急性热感冒、咳嗽、痢疾、痈肿疔疮、蛇虫咬伤、烫火伤。

我们现在讲的每一味草药，都含有五行、阴阳、升清降浊、扶正祛邪、推陈出新、草药歌诀等思路。

俗话说，内行看门道，外行看热闹。会治病的人，拿平常之药可治疗大病重病，不会治病的人，用再名贵、再好的药也治疗不了小病痛。会学习的人，明师一点化，就能开悟，不会学习的人，凑过来看个热闹，什么也学不到，什么也学不会。

有一位阿叔，高高瘦瘦，向老师诉道："医生，我咳嗽，咳出的痰都是黄浊的。你开点药给我吃吧。"

老师问："你平时吸烟喝酒吗？"

阿叔点点头说："心烦的时候，我至少要抽两包烟。"

老师摇了摇头："病在嘴，死在腿，很多病都是吃出来的，吃后不运动，健康谁来保证。"

让我开四逆散加桔梗、木香、脾三药（山药、芡实、炒薏苡仁）、陈皮、炒麦芽、鱼腥草。

老师交代阿叔："你以后少喝酒，少抽烟，清淡饮食，少熬夜。"老师又教会他在家里没事做背后七颠百病消。

不管阿叔会不会遵从医嘱，但作为医者，老师该交代的还得交代，要啰嗦的还得多念叨。医术再高明的医生，也得要碰到听话照做的患者。

下午去农场，老师说："大家把田地边的那些草除除，这样路显得更宽些。"

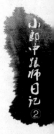

大家用镰刀、锄头、耙三种工具除草，既分工又合作。

我们看着干净的道路，感觉满满的成就感，信心是从小事情上建立起来的。对自己的认可也是从一件件的小事情上建立起来的，不需要别人的掌声，只需对自己喝彩。所遇到的挫折不可怕，可怕的是习惯了麻木不仁的生活。

我们在老师的带领之下，每天都活出不一样的精彩，汲取了不一样的精神食粮。

感谢所有的遇见！

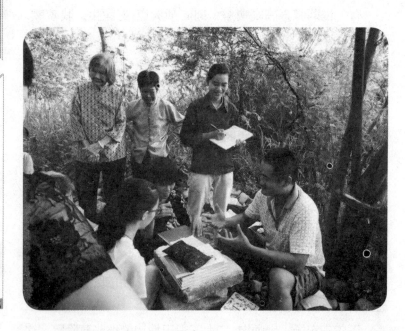

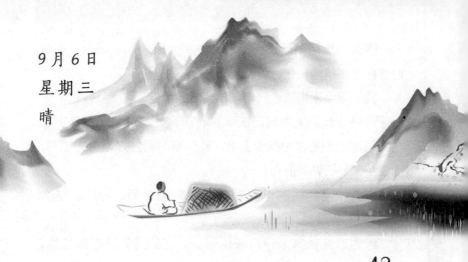

9月6日
星期三
晴

42.
小资血汤与勇于承担

清晨，远山被雾气笼罩着，给人一种神秘之感。

来到龙江亭，彩凤比我还早到一点点。

彩凤说："每次看老师，他都面带微笑，就像弥勒菩萨一样。"

227

我听后，点点头说："是呀。经常面带微笑之人，心里必是喜乐的。"说完，我放下本子，趁着人不多时，赶紧做几个背后七颠百病消。

老师说："今早过来的时候，我看到了许多落叶，不是被风吹落的，而是自动掉落下来的。"

一叶而知秋。春生夏长，现在，到了秋收的季节，叶落终究归于树的根部。

昨天，素梅阿姨说："我80岁和大家一起学草药，拼命地想把这些草药记住，可发现还是记不住。"

我们佩服素梅姨活到老，学到老的精神。

同时，我们又为自己庆幸，有这么好的环境和条件，有名师引领我们走在中医大道上，我们真的要好好地努力学习，别辜负了最美好的时光！

今天，老师讲的这味药是岭南界的奇葩，为什么这么说呢？

因为这味药家家户户都用得上，这味药先补血再祛风，治疗风湿关节痹痛效果好。同时，妇女坐月子的时候，可用这味药洗澡预防风湿痹痛。

这味药叫血风藤，又叫南方鸡血藤、红牛大力、老人根，当一味草药被冠以这么大气的名字，说明功效不简单。

血风藤生于山野、沟边的树林下或灌木丛中，根粗壮，外皮暗紫红色，树汁是红色的，能够入血分。

当今时代，腰腿疼痛最多见，老师也不断地反复讲腰腿疼痛的治疗思路。

为什么会痛？

第一，不通则痛。《草药功能口诀》："藤木通风定祛风"，藤类药善通，四处走窜，腰腿疼痛多阻塞不通，所以要加一些藤类药，如鸡血藤、海风藤、葛藤、络石藤。

第二，不荣则痛。我们会用一些补气血之药壮腰脚，如千斤拔、牛大力、五指毛桃、枸杞子。

第三，肾主骨，主水。水湿盛，易伤腰脚，我们会用上炒薏苡仁、赤小豆、泽泻、牡蛎。

就像六味地黄丸用熟地黄、山茱萸、山药补，同时用牡丹皮、泽泻、茯苓利水，推陈的同时还出新。

老师用这三个思路，随手抓药，普通腰痛治疗效果立竿见影。

当然，还有一些腰腿疼的阿叔们不乐意喝中药。

老师就会告诉他们用金樱子的根、血风藤、巴戟天泡酒，白天再劳累，晚上睡前喝上一小杯，第二天，干活又生龙活虎。这泡酒方是当地草医传给老师的法宝。

有些妇人蹲下去干活，一起来头就发晕，甚至站不稳。

老师说："这是一过性脑缺血，心脏血气不够，脑会短暂性缺血。我们可以用小贫血汤：五指毛桃 20 克，当归 5 克，龙眼肉 10 克，大枣 5 枚，血风藤 20 克。"

五指毛桃是南方的黄芪，又称南黄芪。

当归，补气血；龙眼肉、大枣可滋阴。

血风藤能把气血往全身各处输送，同时，还有让这些补药，不至于呆补。像有些人喝补中益气汤上火，加入一味血风藤，就有画龙点睛之效，补而不滞。

血风藤还可治疗血小板减少、癌症放化疗后气血虚弱之人。

对小孩营养不良，面黄肌瘦，我们用"双鸡"，鸡矢藤、鸡血藤也有很好的治疗效果，这里的鸡血藤是指南方特有的鸡血藤，即血风藤。

血风藤是藤类药，可以定痛祛风，汁红入心，对心脏缺血用之也有效果，配合其他的中草药，更加能够让它的功效发挥到淋漓尽致。

义诊的时候，一位阿姨从珍仔围过来。

她说："我吃了十来剂先生开的眼药后，眼睛明亮多了。

以前我眼睛害怕阳光，阳光一刺激，就看不见任何东西，现在眼睛不怕阳光了。"

我一看处方，是四逆散加眼三药（夏枯草、菊花、桑叶）。

夏枯草得夏至而枯，能够引阳入阴，清肝胆之热；桑叶能清肝肺热，有凉血止血的效果；菊花禀秋金之气，能够平降周身之热。

对于常见的白睛溢血，即兔子眼，我们用桑叶50克，生麻黄5克泡茶喝，有一剂知二剂愈的效果，此方谁用谁受益。

老师说："单用夏枯草、桑叶、菊花泡茶饮，对眼睛红赤、干涩痛都有治疗的效果。"

阿姨这次过来，是希望老师开几剂药治疗她的腰痛，腿麻痹。

老师让我开四逆散加黄芪30克，党参10克，枸杞子15克，杜仲10克，血风藤15克，陈皮5克，炒麦芽10克，威灵仙5克，生姜3片，大枣5枚。

仍是3剂药，如有好转，可再去药房抓3剂。

老师还教她踢金刚三腿。

阿姨说："我腿麻痹，不敢踢。"

老师则开导她说："你腿越麻痹越要踢腿，把经脉踢通后，就不会再痹痛了。就像家里生锈的剪刀，越不用锈越多，把剪刀上的锈磨掉，点上油，越用越好用。

药物的治疗只是暂时地帮你把身体渡过难关，真正的是靠你平常支持以恒的锻炼，才能为健康保驾护航。"

不同的疾病，不同的患者，老师都苦口婆心地引导，我们都为老师的言行举止动容。

下去，去到农场，老师和金宝在挖地瓜，两袋子的地瓜够我们吃上一段时间。挖完地瓜后，老师扛着铲子说："走，我们去锄草修路。"

于是，我们随老师锄两边满是杂草的道路，先从竹林下的这条路开始。

老师和金宝先把杂草砍断，我用锄头锄根。大家别小看这些杂草，根基虽浅，却能长到半米高。

老师说："大家学习技术，千万别学这些根基浅的草。虽然草长得很高，但根基经不起推敲。"

我说："现在网络上有很多宣传，老师说自己的针灸推拿技术出神入化，可以治疗任何疾病，对学生收取高额的学费。实际上，老师连中医基础都弄不懂。"

讲完之后，我感觉自己幸运，碰到不收学费的名师。

老师和金宝在前边快速地斩草，我在竹林下把这些草根锄掉。

我隐约听到有人和老师说话，原来是海莲姐的妈妈带着两个孙子来了。想要两个六七岁的小男孩老老实实地干活是不可能的，他们一会割草，一会挖蚯蚓，跑上跑下，我只管除草根，没在意太多。

当我听到叭的一声时，发现有一根大一点的笋拦腰截断，我仔细一看，旁边还有两根。

我警告踢笋的大孩子说："小屁孩，你怎么把笋弄断了，小心你外婆揍你。"

两个孩子蹦蹦跳跳地跑开了。

老师和金宝把另一条路上的草全部斩完后，过来发现，竹林两边的草根也被我锄得差不多。

老师说："你这是精耕细作，不错呀！"

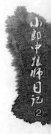

我嘿嘿地笑了两声，锄完后，随老师一起返回农场。

小美提议，大家把没有长出白萝卜秧的坑补上萝卜籽。

于是，我们又到香蕉树边的萝卜地里播种。

种萝卜不能把籽埋得太深，否则秧苗不易长出来，这是我们之前种萝卜得出的经验。

老师刚挖完萝卜坑，就被一位阿叔叫走了。

我和小美把剩下的萝卜籽全部撒上，放一层薄薄的沙土。

希望这次种的萝卜籽能够多发一些芽。

忙完后，我们收拾工具准备回去。

金宝跟我说："我们好心办了坏事。有一位个阿叔很生气，说我们弄断了他加的笋子，让我们赔，把老师叫走了。"

我说："我们哪有弄断他家的竹笋了，明明是那个大孩子（海莲姐的妈妈带过来的大孙子）弄断的。"

于是，我们推着自行车，去到竹林边，远远地看到阿叔拿着断了的竹笋指手画脚地在说着什么。

老师赤着脚站在旁边，微微地笑着。

见我们来了，便招呼我们先回去。

我停下来，说："这个地方的两根竹笋不知道是谁弄断的，那个地方的三根笋是孩子弄断的。"

阿叔一听，似乎火更大了，说："不是你们弄断的？那你告诉我，谁弄断的？下次敢弄断我的笋，我打断他的腿。"

我说："我怎么知道是谁，万一是被风吹掉的呢？"

老师让我们先走，别越说越乱。

其实我当时的想法是，三根笋是我亲眼看见孩子们弄断的，让我们负责，我们赔就是，但黑锅我们不背。

因为我的电动车正好在海莲姐家，和靓姐决定推着老师的自行车先去海莲家。

海莲姐见我推着老师的自行车，却没有见到老师，便问："你老师呢？"

我把她孩子踢断阿叔的笋，阿叔找老师麻烦的事情说了。

海莲妈一听，就让莲姐带孩子去赔礼道歉。

靓姐说："不用过去，老师在解决了。"

海莲妈说："这么大娃，特调皮，我们家人都管不住，找了几次你师父。你师父说，教育孩子靠机缘。这次正好，让孩子受点教训，否则他天不怕，地不怕。"

我们听后，觉得说得也挺对，没再阻拦。

天完全黑了下来，我和靓姐等着老师他们回来。

老师回来后说："解决了，没多大的事。即便不是我们干的，在能力范围内，也要担，不能闪。"

我听后，反复地回想老师说的话，"即便不是我们干的，在能力范围内，也要担，不能闪"。

是呀，在今后的人生道路上，也会碰到难缠的人。有些事情，有些责任，我们要承担，不能逃避，面对，想办法解决，这样才能够成长！

对勇于承担的行为，我们可以称之为大气！

233

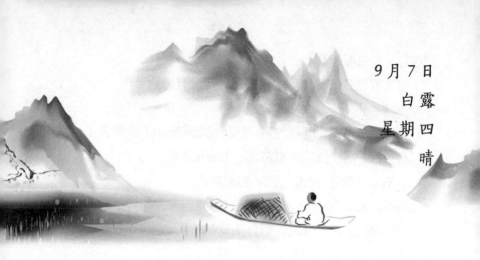

43.
佛手与损笋事件

清晨，彩凤带了两株田基黄草药、一株弱小的鹅不食草给我，看着这瘦弱的三株草药，我不敢太用力去拿。

彩凤说："鹅不食草现在好难找到，都被除草剂杀死了。"

鹅不食草的叶子有点像鹅掌，许是太小的原因，我没有闻到特别冲鼻的气味，摘了一片叶子尝了尝，味道很淡。

今天，老师和我们分享的这味草药，名字很好听，很慈悲，让人看了之后很舒服，感觉就像佛陀的手，称为佛手，又叫佛手柑。佛手喜欢生长在温暖湿润，阳光充足的环境，根、茎、叶、花、果，均可入药。

老师听闻丰顺有一位比较出名的草医后，马上就去拜访，发现草医开的处方百分之八九十都是佛手、香橼、陈皮加入辨

234

证方中。

老师想听听草医独到的见解，便提出了此疑问。

那草医听后，哈哈地笑说："现代人生病多是久坐不愿运动，喜食肥甘厚腻之物而产生身体不适。就像高血压高血脂、高血糖、痛风等疾病，由于营养未被吸收，转化为垃圾囤积在体内，再加上思虑过度，无事常生烦恼。

身体超负荷运转，我用一味佛手就能解决肝胆、脾胃所产生的不适。佛手平和，甘温，具有疏肝解郁，健脾化痰之功。最主要的是，佛手可以泡水当茶饮。"

说完，草医又向老师传授他临床治病心得。

有个喝酒之人，喝完酒后，痰多，要咳吐三五天痰，但他又好这口酒。草医让他每次喝完酒后用陈皮、香橼、佛手各10克泡茶饮，第二天就不会有痰，是一个很好的泡茶方。

佛手行气，祛痰，并能够化痰，酒后痰多者的福音啊！

小孩除了感冒、食积，还有一种病——疝气。西医临床上治疗疝气都是手术放补片，而中医治疗疝气用小茴香、橘核、陈皮、佛手各5～10克，水煎服。

小孩疝气产生的原因多是发育不健全、哭闹、用力咳嗽、排便导致。

235

《灵枢经》在经脉篇述："肝足厥阴之脉，起于大趾丛毛之际……上腘内廉，循股阴，入毛中，环阴器，抵小腹，挟胃，属肝，络胆……"

所以中医治疗疝气用上陈皮、佛手。

而小茴香、橘核专治疝气，在《药性赋》上讲："茴香治疝气肾痛之用，橘核仁治腰痛疝气之癀。"

老师还补充道："如果孩子疼痛严重，可以加入红糖。因

为甘能缓急，经脉只要不拧巴，不扭曲，就不会疼痛。"

老师说："大家用佛手、陈皮、党参、大枣泡茶喝，男的加枸杞子，女的加龙眼肉，连汤带渣一同嚼服，气血同补，精气神自然饱满，不易疲劳。"

佛手和陈皮有异曲同工之效，保存的时间越久，降浊力量越好。

佛手药力平和，能够疏肝理气，和胃止痛，燥湿化痰。

陈皮又称橘皮，《本草纲目》谓："橘皮，苦能泻能燥，辛能散，温能和。其治百病，总是取其理气燥湿之功，同补药则补，同泻药则泻，同升药则升，同降药则降。脾乃元气之母，肺乃摄气之要，故橘皮为二经气分之药，但随所配而补泻升降也。"

有一位阿叔高高瘦瘦，坐在老师面前，摊开掌心。

老师边把脉边说："你肝部有湿热，有脂肪肝。"

阿叔点了点头，说："上次我去医院做了B超，确实有脂肪肝，脾胃也不是很好。"

老师让阿叔清淡饮食，脾气别太刚硬了。

接着让我开四逆散加金银花、制首乌、丹参、石菖蒲、威灵仙、陈皮、炒麦芽、夏枯草、穿破石。

另外，老师还交代阿叔每天坚持赤脚走路，对他晚上睡不沉，有是有帮助的。

下午去农场，老师已经把玉米秆拔出来了，锄完草松好土了。大家种赤小豆，一垄挖两个坑，撒上草木灰，然后放上赤小豆种子，盖上薄薄的一层土，接下来，就等它发芽了。

休息的时候，老师问我们："胃为什么会胀？"

胃以降为和，胃气不降，是胃胀的主要原因。

治疗胃痛、胃胀有很多方法，中药可以，草药也行，用厨房里的生姜，海南胡椒也有效果。

还有一味我们想不到的药，对胃胀可以用神效来形容。

黄豆粒大小的冰片，一入腹中，翻江倒海，走窜力极强，肛门即可排气，胃胀消失，比任何汤药，草药效果还快。

老师还说，冰片外用治疗疮痛，肿毒也有效果。对于冰片的其他功效，老师让我们自己去找答案。

损笋事件后，阿叔提着香蕉过来送给老师，阿叔说："割路边的草是好事，但你们割完草后，没有及时地把草清理干净。那些割下来的草留在路中间，万一，绊倒人该怎么办？割下来的杂草，有些有刺，像我们喜欢赤脚，被刺伤了怎么办？还有，你们修路也是好事，可修得凹凸不平，万一把人颠到了怎么办？锄草就锄草，修路就修路，你们把人家的笋子弄断，这到底是在做好事还是搞破坏……"

我们听后，都笑笑。

老师说："真正让人能够进步的绝对不是别人对你的表扬与称赞，而是能够及时帮你改正缺点的人。"

是呀，很多时候，当我们取得一点点小成就的时候，我们就得意忘形，但别忘了，中国有个成语叫乐极生悲。

当得意的时候，有一个人及时帮我们指正缺点，就可避免后面的一些不快。忠言逆耳，但对我们有益！

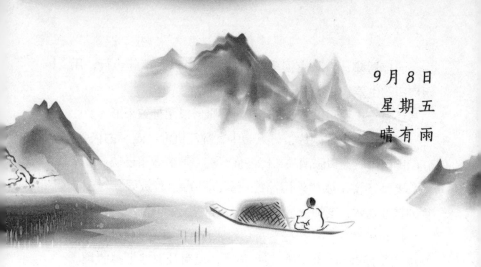

44.
生肌长肉的梅肉草

今天老师和我们分享的草药称梅肉草，又称虱母头、生肌草，喜欢长在山坡、路旁、村边草丛，开黄色小花，性凉，味甘淡。

大家摘上一片梅肉草的叶子放在嘴里嚼，不一会，嘴里感觉有一团像胶水的黏液，这就是梅肉草又称生肌草的原因。

不管是身体里面的胃溃疡、十二指肠溃疡，还是不小心被刀割伤，梅肉草都能够生肌长肉。

上车村有一位村民，糖尿病脚趾烂了两个多月，吊针消炎，清理伤口效果都不理想。

后来，老师让他自己去采梅肉草、墨旱莲，捣烂后调蜂蜜敷上。

没想到，一个多星期村民的脚趾伤口就收口了。

有些人喝完酒后容易招风感冒，发热头痛，这时我们用金银花、连翘、梅肉草各20～30克水煎服，就能显效。

老师说："结石不可怕，可怕的是不知道结石形成的原因。结石形成的原因除了水质、自身体质，还有就是好吃懒动。"

一分懒动一分病，十分懒动十分病。好吃，致身体的血液变得黏稠；懒动，致血液的流动性变差。血液黏稠，流动性差，就像河床，容易积沙板结。

如何治疗板结的河床？

人们除了疏通泥沙，还要放大水冲下河沙。

我们治疗泌尿系结石，也是一样，用黄芪、梅肉草增强他的力气，让小便排得有力顺畅；用猫须草、车前草，清热祛湿，排石利尿，只要是泥沙样结石，都可通过尿道口顺利地排出体外。

剖腹产、骨折伤科术后会留下疤痕，我们用梅肉草配黄芪，可让伤口愈合更快更好。

局部烫伤，我们用梅肉草配上鸡蛋清或蜂蜜敷上，创口立马会好。

我们用梅肉草配刺苋可治疗痈疮肿毒；用梅肉草配鸡蛋清敷治疗已破溃的疮疡，也有理想的效果。

局部溃疡不易愈合，不外乎是湿热炎症，没有体力把肉长好，而梅肉草身兼两种功效，可以清热利湿，排脓生肌，扶正祛邪同时进行。

这就是梅肉草的可爱之处。

今天一位阿婆说："医生，上次吃了你开的药，我的腰没

239

那么痛了，腿脚走起来路来比以前有劲。现在我感觉胸中有团气转不开，堵着难受。"

老师边把脉边说："你睡眠质量也不好，脾胃也不太好，莫吃压气饭，细嚼慢咽。人老不比年轻人，做什么事都特别快，平时喝水都要喝温开水。"

阿婆点点头说："上次到你这里来看病，你也是这么叮嘱过我。我现在好多了，牛奶、鸡蛋、水果都不碰了。

昨天中午吃饭的时候，我和老伴因为儿子不孝顺绊了嘴，堵了一口气在胸口。不过，幸好有你，看病挂号什么都不收我们老人的钱，积了大功德呀！"

我听后想，心存感恩的人，病容易好。

老师让我开四逆散加桔梗、木香、郁金、葛根、丹参、川芎、陈皮、炒麦芽、党参、黄芪。三剂药。

另外，老师交代她买点橘叶泡茶喝，每次想发脾气或发完脾气之后，就用橘叶泡水代茶饮，喝后郁闷之气就排出体外，才不会生病。

阿婆点点头，千恩万谢地走了，老师补了一句："凡事看开一点，看别人不顺眼是自己的修行不够。古人早就告诫过我们，生气是拿别人的错误惩罚自己，慢慢修行吧！"

义完诊，我们随老师回去的路上，老师见到路边的一簇植物，说："这就是今天讲的梅肉草。"说完，摘了一片叶子尝了起来。

没吃过梨的人，别人形容美味，都比不上自己亲尝一口。我也采了一片叶子，嚼了起来。

我越嚼嘴里越黏，有浆糊的感觉，怪不得叫生肌草，可以把肌肉像胶水一样黏起来。

老师又指着另外一株植物说："这是火炭母。但这株火炭母的叶片不是黑的，治疗效果欠佳。"

"咦，还有紫背天葵。"我们顺着老师指的方向，确实发现一株紫中有绿白的叶子，迎风起舞。

我们平时常走这条路，都未注意这些草药，今天算是大收获呀！

下午去到农场，老师指着一眼望不到尽头的道路说："我们修这条路，把这些草全部割掉，把路加宽。路两边的田地，我们会开发出来种草药。"

看着这貌似几百年未割过草、未处理的田地，我表示只能低头干。

老师率先挥舞镰刀和金宝配合割草。

一个用耙把草拉住，一个拿着镰刀齐着地皮割，但这些草太密了，感觉镰刀无处下手。

天空还时不时地飘雨下来。

老师的衣服裤子早湿了，手割累了，便单膝跪着割。

我们也默不作声，跟着割草，并把割下的草抱到老师事先挖好的水坑里，割一段休息一会。

小美说："海莲姐请我们大家喝擂茶、吃饭。"

我问："你去吗？"

小美说："你们去吧。海莲姐家已经准备好了丰盛的晚餐了。"

天空又飘起细雨，老师看天也快黑了，说："收拾工具回吧！"

我们来到海莲家，发现已经准备好了一桌丰盛的菜。但不管海莲家人怎么挽留，老师只带了一小份擂茶回去了。

擂茶由紫苏、薄荷、黑芝麻、苦刺芯、印度草、九层塔、黑豆捣烂而成，具有生津止渴，防风驱寒，开胃健脾等功效。像肚子有积、咽喉痛、胃不适，我们喝上一杯暖洋洋的擂茶，所有的不适都化为乌有……

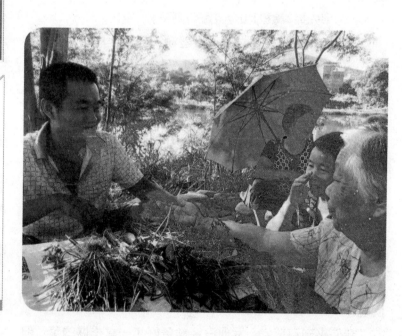

9月9日
星期六
晴转雨

45.

所向披靡，无坚不摧的穿破石

清晨，我发现路边的香蕉树叶都裂开了。难道，香蕉树是用叶子的裂开来预示秋天的来临？

秋天来了，冬天还会远吗？

时间过得真快，大道无形，生育天地……

243

老师跟余师学习时，和陈老师在两年的时间里写了二十余本书。

老师和陈老师上午跟诊，下午写作，晚上还要学习，任何人请他们吃饭都请不动。可见，对老师来说，不是惜时如金，而是用惜秒如金。不让每一秒虚度，懂得惜秒如金的人，都是大智慧者。

今天老师和我们分享的这味草药叫穿破石，又称黄蛇根。

药如其名，穿破石可以把石头穿破，根是黄色的，就像一条四处游窜的黄蛇，所向披靡，连石头都可以穿破，有无坚不摧的穿透力。

穿破石喜欢长在大岩石旁，枝上还带刺，性平，味微苦，流白色浆汁，还带豆腥味，汁白入肺，根黄入脾，具有补益的作用。

老师听人说，有个草医善治癌症包块，于是前去拜访，刚开始草医并不待见老师。

老师把自己临床心得与他交流。

草医见其真诚，便说："我哪会治什么癌症。我只是看患者烂肺，肺已腐蚀，肺上长痈疮溃烂，用穿破石、鱼腥草20～30克，水煎服；烂胃，用穿破石加蒲公英。蒲公英是治胃神药，具有清热解毒，凉血消肿的作用。

不过，草药要用新鲜的效果才好。"

老师曾经说过，疮痈肿毒、癌瘤包块，我们可把它当作蛇毒来治，只是中毒的程度不一样，所用的药物产生的效果也会不一样。

肝部有疾病怎么用药？

如肝炎、肝硬化、肝胆结石，我们可以用穿破石，因穿破石专入肝，凡身上带刺都可入肝胆系统，用穿破石配上苦刺芯、杠板归、两面针，就可治疗肝炎肝硬化。

一位阿姨诉："医生，我晚上睡不着，头也痛。"

说完，阿姨用手护着头。我们一看她疲倦的神情，就知道昨晚定是没休息好。

健康身体三要素：吃好、睡好、精神好。

当睡不好时，精神必会不好，同样吃饭也不香。

老师边把脉边说："你是思虑过度，别啥事都操心。心脏的压力大，也负荷不起，你要学会释放这些压力。

另外，你要多亲近大自然，记住五个绿色：吃绿色的蔬菜，住在青山绿水间，行在绿色的田野，拥有一颗助人为乐的心，多积善助人，助人才能快乐！剩下的就交给我们医生。"

老师见她用手护着额头，便问："你是额头痛？"

阿姨点点头："我整个额头都痛，有时眉棱处也会痛。"

老师让我开四逆散陈皮、炒麦芽、生姜、大枣、葛根、丹参、川芎、威灵仙、白芷。

另外，老师还教她金鸡独立功。

白芷一味，专治前额头痛。《治病主药诀》："头疼必须用川芎……太阳羌活少柴胡，阳明白芷还须着……"

前额痛与阳明胃经有关，多与饱食伤脾胃有关。

头两侧痛与肝胆有关，和情绪分不开，所以用上柴胡。

后脑勺痛，与太阳膀胱经受寒拘挛有关，所以，羌活必不可少。

我们问："那头顶痛呢？"

老师说："头顶痛与发大脾气有关，痛到头都要炸开。"说完，我们都哈哈笑开了。

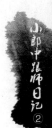

245

笑归笑，老师跟阿姨说："刚教你的金鸡独立站一个给我看一下。"

阿姨单腿不稳，身体摇晃着。

老师告诉她："开始站不稳，可扶着墙或椅子站，每天坚持 15～20 分钟。别啥事都往心里积，往大脑里放，该放下的还是要放下抛开。"

阿姨点了点头。

今天，星岳也从安徽过来随师学习。她在火车上，受了风寒，加上水土不服生病了，在农场干了一会活，就干不动了。

我、星岳、靓姐三个人干的活不及老师和金宝两个人干的四分之一的活多。

金宝手上现了两个水泡，我的手上不长水泡，却长茧，两个厚厚的老茧，加一个鲜红的新茧。大家割半个人高的茅草，锻炼臂力，特别是拿有点钝的镰刀割，最锻炼臂力。

由于晚上要去龙尾义讲义诊，我们5点40分就回去洗澡、吃晚饭，7点准时在君悦宾馆随车去龙尾。

值得庆幸的是，我刚上车，就下起了大雨。

车上，老师听到一条交通事故感慨道："你助人一千次，别人不理解，但上天只要帮你一次，你就挣大了。天灾人祸有些时候无法避免，但平时多做好事，多积阴德，福大才会命大。"

祸兮福之所倚，福兮祸之所伏。

今天老师讲的是中医人生第二课，针对慎风寒，节饮食，惜精神，戒嗔怒，进行了详细的讲解与相关案例的分析，以及平时正确的生活饮食习惯所带来的身体健康。

我在黑板上板书，来听课的中医爱好者及阿叔、阿姨也认真地做着笔记。

现在生活条件好了，大家懂一些养生保健知识是必修课。